脑动脉瘤旁路手术

孙正辉　主编

清华大学出版社
北京

图书在版编目（CIP）数据

脑动脉瘤旁路手术 / 孙正辉主编 . —北京：清华大学出版社，2023.5
ISBN 978-7-302-63443-0

Ⅰ.①脑… Ⅱ.①孙… Ⅲ.①脑血管疾病—动脉瘤—外科手术 Ⅳ.① R739.415

中国国家版本馆 CIP 数据核字（2023）第 081348 号

责任编辑：孙　宇
封面设计：王晓旭
责任校对：李建庄
责任印制：朱雨萌

出版发行：清华大学出版社
　　　　　网　　　址：http://www.tup.com.cn，http://www.wqbook.com
　　　　　地　　　址：北京清华大学学研大厦 A 座　　邮　　编：100084
　　　　　社 总 机：010-83470000　　邮　　购：010-62786544
　　　　　投稿与读者服务：010-62776969，c-service@tup.tsinghua.edu.cn
　　　　　质量反馈：010-62772015，zhiliang@tup.tsinghua.edu.cn
印 装 者：天津鑫丰华印务有限公司
经　　销：全国新华书店
开　　本：165mm×235mm　　印　张：6.25　　字　数：93 千字
版　　次：2023 年 6 月第 1 版　　印　次：2023 年 6 月第 1 次印刷
定　　价：59.00 元

产品编号：102175-01

编委会

序 言 一

欣闻孙正辉教授《脑动脉瘤旁路手术》一书即将出版，有幸于新书面世前品读，颇有感触。

复杂颅内动脉瘤至今仍是神经外科领域非常难治的一类疾病。1969 年，亚萨吉尔（Yasargil）教授首次将用于脑缺血治疗的颞浅动脉（STA）-大脑中动脉（MCA）应用于大脑中动脉巨大动脉瘤的治疗，开创了颅内动脉瘤旁路手术治疗的先河，将许多"不可治"的复杂颅内动脉瘤变为"可治"。在此后的近 40 年间，颅内、外旁路手术在国内、外脑血管病专家的共同努力下得到了不断的完善与发展，从重建前的血流评估到供受动脉和桥血管的选择再到吻合方式的确立，均形成了成熟的体系，成为一个时代经典的手术方式。

然而，最近 10 年，血流导向装置的出现极大地改变了颅内动脉瘤的治疗理念与方式。通过微创方式能够根治大部分复杂的颅内动脉瘤，使其毫无疑问地成为了广大医生和患者的第一选择。此外，培训一名熟练掌握血流导向装置放置技术的医生所需要的时间明显短于培养一名掌握旁路手术的医生的时间，这意味着此项技术更易被推广与应用。近年来，传统的颅内、外高流量旁路手术治疗复杂颈内动脉动脉瘤的数量不断下降。那么，脑血流旁路手术在复杂颅内动脉瘤治疗中的应用是否就此迎来寒冬？我想答案是否定的。

首先，血流导向装置治疗动脉瘤的远期闭塞率和闭塞时间仍存在较大不足。在各类报道中，大型颅内动脉瘤血流导向治疗的闭塞率多在 80% 左右，且治疗后动脉瘤均无法即刻闭塞，某些高风险动脉瘤治疗后仍存在动脉瘤破裂的风险。其次，对于远端和部分后循环动脉瘤，瘤体所在位置并不适合放置血流导向装置。一些巨大动脉瘤在导丝导管超选远端载瘤动脉时，仍存在技术上的困难，部分病例最终会因此治疗失败。

近年来，脑血流旁路手术的发展仍未停下脚步，随着技术的不断发展与完善，其克服了传统架桥手术的弊端。例如，越来越多的颅内－颅内旁路手术被应用于临床，大大减少了传统架桥手术的创伤；复合手术室的广泛应用使架桥术式的选择更精准有效。由此可见，脑血流旁路手术依然是复杂颅内动脉瘤治疗的终极武器。

孙正辉教授是颅内动脉瘤脑血流旁路手术的执着耕耘者。在该书中，他将自己数十年的脑血管旁路手术经验融汇于 25 个精彩病例中，囊括了颅内－颅外和颅内－颅内架桥的各种术式，不仅体现了自身高超的显微血管缝合技术、先进的手术理念，更是通过简洁明了的方式展现了旁路手术成功治疗复杂颅内动脉瘤的魅力。该书的编写与出版，一方面是对颅内动脉瘤旁路手术治疗方式的总结与传承；另一方面能够激发年轻医生学习血管架桥技术的热情，树立信心，更多地参与到复杂动脉瘤的治疗工作中。同时，对旁路手术技术的推广和应用起到促进作用，为神经外科的高质量发展作出重要贡献。

复旦大学附属华山医院院长、教授

中华医学会神经外科学分会候任主任委员

2023 年 3 月

序 言 二

　　喜读孙正辉教授《脑动脉瘤旁路手术》书稿深感欣慰，该书用病例解说的方式介绍了颅内多种复杂动脉瘤的多种血管旁路手术治疗方式，这些复杂脑血管病变是当前神经外科的难题，面对挑战，编者将睿智、毅力、手技、艺术融会贯通，体现了神经外科医生的手、脑、心的综合解决能力，展示了复杂性和难治性颅内动脉瘤的精准手术治疗技术。术中没有繁杂的多模态影像学，没有过多的高精尖设备，仅是术者精心计划和仔细显微缝合，使复杂难治的颅内动脉瘤完全去除，脑血管结构得到重建，脑血流恢复。在该书 25 例精彩病例中，阐述了脑内大血管的各个部位，包括大脑中动脉、颈内动脉、大脑前动脉、基底动脉、大脑后动脉、小脑后下动脉，以及动脉瘤的各种形态，包括梭形、巨大、钙化、蛇形、巨肠、栓塞复发和双侧动脉瘤。在血管架桥方式上有颅内 – 外大脑中动脉架桥、颅内 – 颅内架桥、颅内血管插入移植、血管再植术、颅外动脉 – 大脑后动脉架桥、枕动脉 – 小脑后下动脉架桥、颅内 – 颅内原位架桥、脑动脉 – 颞浅动脉嵌入桥接式血管架桥。供体血管有颈外动脉、颞浅动脉、颌内动脉，移植血管有颞浅动脉、大隐静脉、桡动脉，这些血管所采用的架桥方式概括了当今脑血管旁路手术技术方法的全部内容，国内尚未见到类似的专业著作出版。这些病例简洁易懂，没有复杂难懂的文字说教、演绎概念和诠释理论。此外，编者在术前缜密设计了复杂动脉瘤的切除、血管重建，手术缝合恢复脑血管解剖结构等内容。真是一例值千言（one case worth a thousand words），值得学习，值得感悟。

　　脑血管架桥技术开始于 20 世纪 60 年代中期，以亚萨吉尔为代表的现代神经外科大家首先开展了颞浅动脉与大脑中动脉架桥治疗缺血性脑血管病[1]。新技术的出现，使世界范围内的神经外科医生都为之振奋，纷纷追新猎奇，掀起世界范围的血管架桥风潮。然而，1985 年 *N Eng J Med*[2] 和 *Stroke*[3] 专业杂志发表多中心合作研究结果显示，STA-MCA 吻合技术治疗没有明显改善缺血性脑卒中的预后和再发生率，与内科药物治疗没有明显区别，否定了颅内外血管架桥的手术效果。血管架桥手术宕入低谷，血管架桥技术被许多神经外科医生搁置。但以美国巴洛（Barrow）神经外科研究所为代表的少数神经外科医生没有放弃，他们在总结经验基础上，做了大隐静脉移植，颈外动脉与颅内动脉高流量架桥，治疗颅内复杂动脉瘤和颅底侵袭或包绕颈内动脉的恶性肿瘤，高流量血管架桥术再次得到神经外科界的重视[4, 5]。2011 年，美国医学杂志 *JAMA* 发表了关于颈内动脉及其主干阻塞性缺血脑卒中患者行颞浅动脉与大脑中动脉手术架桥与内科治疗患者的多中心对比研究[6]，结果再次认为，颞浅动脉架桥不能改善脑内主要动脉狭窄或闭塞的血流动力学，血管架桥手术再次跌宕。与此同时，迈克尔·T. 劳顿（Michael T. Lawton）在总结颞浅动脉架桥的经验基础上，取桡动脉作为桥接血管，广泛开展了颅内 - 颅内架桥，如用颞浅动脉移植，颞叶前动脉做供体血管与大脑中动脉额顶支架桥治疗大脑中动脉主干，切除中动脉主干动脉瘤，即颅内 - 颅内架桥，解决了颞浅动脉架桥作为供血动脉血流量不足。该术者不断改进技术，创建了七种类型架桥，为了便于交流，命名了架桥代码（bypass code）[7]。这些在治疗各种复杂动脉瘤中起着重要作用，也称脑血管架桥治疗计划蓝图（blueprints），再现了精彩的手术艺术。巴洛神经外科研究所中 44% 的复杂动脉瘤均采用了架桥技术，可见架桥技术治疗的重要意义。随着人工智能、神经影像、医学材料的发展，外科治疗模式也在转变，医生追求简便、微创的同时，大量的人工材料充填留置入颅脑手术中，包括颅骨钛板、人工硬脑膜、化疗置管和止血材料。血管支架和弹簧圈填塞颅内动脉瘤的介入治疗占部分国家治疗的 50% ~ 90%，血管内填塞的材料越来越多，被广泛使用。虽然这些支架和弹簧圈材料填塞血管内，起到了一定的防止动脉瘤破裂出血的治疗作用，但是，过多的刚性材料置入血管内并没有恢复脑血管的本来结构和生理状态，外科治疗的本质应该寻求恢复脑的生理结构和功能状态，血管架桥技术是达到恢复血管生理结构治疗的途径。美国巴洛神经外科研究所对动脉瘤治疗进行 10 年随访观察发现，血管内治疗动脉瘤完全栓塞率仅是 22%，有 20% 以上的患者治疗后再出血或反复治疗[8, 9]。这些不确定的治疗是因为手术医生在没有充分认识和掌握显微缝合技术的情况下，选择了血管内治疗方式，从而发生动脉瘤栓塞后复发、多次栓塞和再出血的事件致使脑内栓塞材料过多，甚至出现脑压迫症状，所以这不符合复杂动脉瘤治疗的理念。血管架桥技术不需要高端的技术或设备，只需要熟练掌握显微缝合技术，通过医生手、脑、心的综合能力，每一例复杂动脉瘤均能做到有效治疗。该书血管架桥病例就是有力的诠释。当现代设备不能解决问题时，应用传统的缝合技术，能够彰显外科医生独到的手术技术和专业魅力。面对复杂且具有挑战性的病例，显微缝合技术，特别是高超的缝合技术，是能通过一个病例和一组病例呈现外科的极致和新意的。需要提出的是，血管旁路手术技术不仅需要血管医生掌握，也是神经外科医生综合能力的体现，如复杂颅底或外侧裂的肿瘤，会有肿瘤粘连或包裹血管，当肿瘤完全侵袭脑内主要血管，无法分离或撕裂出血，血管移植和显微缝合则是最佳选择，它能有效避免术中意外出血和术后缺血发生。

期待血管架桥技术作为神经外科的基本技能，为每位神经外科医生熟练掌握。相信该书的出版，一定能激发更多年轻医生学习血管架桥技术，勤学苦练，使更多的患者受益，希望更多的医生在复杂动脉瘤治疗上取得更大的进步。

石祥恩

首都医科大学三博脑科医院神经外科首席专家、教授
2023 年 3 月

序 言 三

It is my pleasure to write the foreword for Professor Zhenghui Sun's forthcoming book on ' Bypasses for Cerebral Aneurysm '.

In 2008, I had the honor of visiting China for the first time and was invited to attend the Annual Conference of Neurosurgery at the PLA General Hospital, where I had the opportunity to observe some live surgical demonstrations. It was during this trip that I first learned about the PLA General Hospital and its status as one of the leading neurosurgery centers in China, known for its strong academic foundation and vibrant academic atmosphere. It was during this exchange that I had the pleasure of meeting many outstanding neurosurgeons in China, including Professor Zhenghui Sun, whose expertise in treating various cerebrovascular diseases—including complex aneurysms, AVMs, ischemic cerebrovascular diseases, and more—left a deep impression on me. In late 2014, Professor Sun released his teaching video CD "Seven Intracranial Complex Aneurysms", which showcased his unique surgical strategies and superb technical skill. In 2016, I was delighted to extend the invitation for Professor Zhenghui Sun to visit Finland and participate in the 18th Helsinki Live Demonstration Course in Operative Microneurosurgery, further strengthening the ties between our two centers and advancing our shared mission of excellence in neurosurgical research and practice.

The book' Bypasses for Cerebral Aneurysm' presents a collection of representative and exquisite surgical cases, accompanied by simple and clear surgical diagrams that make the surgical strategies easily comprehensible. This book covers various extracranial-intracranial and intracranial-intracranial bypass methods or combination techniques, providing tailored treatment for complex aneurysms in different locations. It highlights several creative approaches that successfully treat complex aneurysms that cannot be clipped or treated with endovascular procedures. The book is a delightful art of surgery that is memorable and enjoyable.

This work presents advanced concepts and trends in the surgical treatment of complex aneurysms. While endovascular therapy and surgical clipping have made significant progress in treating aneurysms, vascular bypass is often the best, and sometimes the only, option for certain complex aneurysms.

I firmly believe that the publication of this book will greatly benefit the growth of cerebrovascular doctors, especially young physicians. I sincerely hope that Professor Zhenghui Sun will continue to produce more outstanding works in the future, enabling more neurosurgeons to benefit from his expertise.

（尤哈 . 赫内斯涅米）

芬兰赫尔辛基大学神经外科原主任、教授

2023 年 3 月

前　言

　　随着血管内治疗材料与技术的飞速发展，颅内动脉瘤的治疗越来越倾向于血管内治疗，目前的基本状况是血管内治疗方式逐渐取代了手术夹闭治疗动脉瘤的主导地位，两种方式相辅相成，相得益彰。尤其是在复合手术室的应用，为两种治疗方式的携手合作提供了硬件保障，也为提高复杂动脉瘤的治疗效果创造了有利条件。尽管如此，有些复杂动脉瘤（尤其是梭形动脉瘤）和巨大且宽颈动脉瘤等，既不适合血管内治疗，也不适合手术夹闭，旁路手术是其最佳选择或唯一选择。

　　旁路手术可以使看似复杂的问题简单化，更可以使复杂的病变完全治愈。

　　脑动脉瘤对于患者来说生死攸关，因此，面对每一例脑动脉瘤患者时，医生都要从患者自身因素、动脉瘤本身特点、医生的技术类型和技术水平四个方面深思熟虑，制订一个最适宜、最安全的治疗方案。

　　本书分为 7 章，几乎涵盖了动脉瘤架桥手术的所有类型，包括颅外 - 颅内直接血管架桥，利用移植血管颅外 - 颅内嵌入桥接式血管架桥，四种颅内 - 颅内血管架桥，以及这几种架桥方式的联合应用。本书沿用了劳顿（Lawton）教授七个血管架桥的分类方式，在此致敬其为动脉瘤手术治疗作出的突出贡献。与本书同时发行的还有音视频出版物《七个血管架桥》。

　　希望本书能为神经外科医生，尤其是一线脑血管病医生在选择手术方式及制订手术方案时提供一些启发与帮助。

　　因编撰时间仓促，书中不足之处敬请批评指正。

编　者

2023 年 2 月

目　录

第三章　颅内 – 颅内端侧转接式血管架桥 ·············· 31

Chapter Three　IC-IC Reimplantation ··················· 31

第四章　颅内 – 颅内原位侧接式血管架桥 ·············· 38

Chapter Four　IC-IC In-Situ Bypass ····················· 38

第五章　颅内 – 颅内端端再接式血管架桥 ·············· 50

Chapter Five　IC-IC Reanastomosis ····················· 50

第一章 颅外－颅内血管架桥

Chapter One　EC-IC Bypass

病例一　右侧大脑中动脉梭形动脉瘤（1）

Case 1　Right MCA Fusiform Aneurysm（1）

手术方式：右侧颞浅动脉 – 大脑中动脉 M2 架桥 + 动脉瘤孤立术
Surgical modality：R STA-M2 MCA bypass + aneurysm trapping

【简要病史】

患者，62 岁，女性，体检发现右侧大脑中动脉 M1 ~ M2 段梭形动脉瘤；神经系统查体无明显阳性体征；患者既往体健，无高血压、糖尿病等慢性疾病史；否认吸烟、饮酒史；无相关家族疾病史。

【术前影像】

术前影像见图 1-1-1 ~ 图 1-1-3。

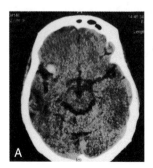
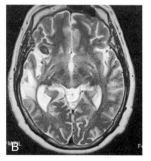

图 1-1-1　术前 CT 及 MRI

术前 CT 显示右侧裂内高密度占位病变（A），MRI 轴位 T_2 加权像呈血管流空影（B）

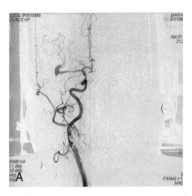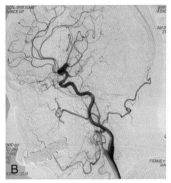

图 1-1-2　术前 DSA 显示右侧大脑中动脉分叉部梭形动脉瘤（A、B）

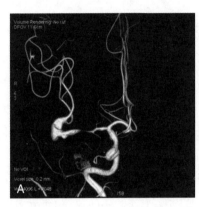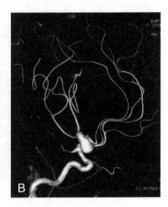

图 1-1-3　术前 3D-DSA 显示动脉瘤形态，两分支血管从瘤体发出（A、B）

【手术要点】

（1）该病例为大脑中动脉（MCA）分叉部梭形动脉瘤，远端存在两个分支血管，介入治疗难度和风险均较高，直接手术夹闭同样存在困难。

（2）架桥策略上，术前超声显示该病例同侧颞浅动脉（STA）额支发育不良，不能进行额支、顶支双支架桥。术中行 STA-M2 下干架桥后，利用梭形动脉瘤体的远端瘤壁重建了大脑中动脉上干的血流。

（3）因供体血管较细，吻合口采取间断缝合方式，不仅可以避免连续缝合收紧缝线时可能引起的管腔狭窄，也有利于后续吻合口因流量需求增多而代偿性扩张。

（4）采用瘤壁重建分支血管，存在动脉瘤复发的风险，应定期复查和随访。

【手术示意图】

手术示意图见图 1-1-4。

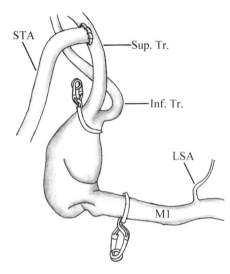

STA：颞浅动脉
LSA：豆纹动脉
M1：大脑中动脉蝶骨（水平）段
Sup. Tr.：大脑中动脉上干
Inf. Tr.：大脑中动脉下干

图 1-1-4　手术示意图

【术后影像】

术后影像见图 1-1-5。

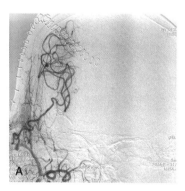
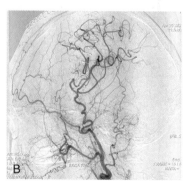

图 1-1-5　术后右侧颈外动脉造影，动脉瘤不显影，吻合口通畅，远端显影良好（A、B）

【术后状态】

　　患者术后无新发神经功能障碍，神志清楚，四肢肌力Ⅴ级，肌张力正常，格拉斯哥预后评分（Glasgow Outcome Scale，GOS）5 分。

病例二 颅内多发动脉瘤并右侧大脑中动脉狭窄

Case 2　Multiple Aneurysms（Right MCA and Right ACA）and Right M1 MCA Stenosis

手术方式：右侧颞浅动脉 – 大脑中动脉 M2 架桥 + 动脉瘤夹闭术
Surgical modality：R STA-M2 MCA + aneurysms clipping

【简要病史】

患者，72 岁，男性，体检发现颅内多发动脉瘤及右侧大脑中动脉狭窄；神经系统查体无明显阳性体征；患者既往高血压、糖尿病病史；否认吸烟、饮酒史；无相关家族疾病史。

【术前影像】

术前影像见图 1-2-1 ～ 图 1-2-3。

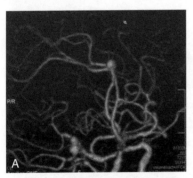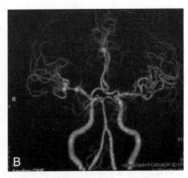

图1-2-1　术前MRA显示右侧大脑中动脉及大脑前动脉动脉瘤，右侧大脑中动脉M1狭窄（A、B）

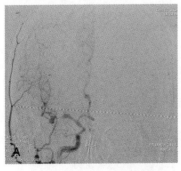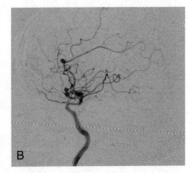

图1-2-2　术前DSA显示右侧大脑中动脉及大脑前动脉动脉瘤，右侧大脑中动脉M1狭窄（A、B）

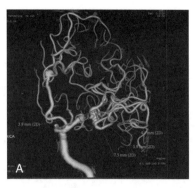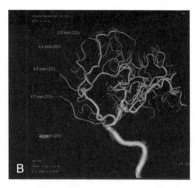

图 1-2-3 术前 3D-DSA 显示右侧大脑中动脉及大脑前动脉动脉瘤形态，右侧动脉瘤近
端 M1 重度狭窄（A、B）

【手术要点】

（1）该病例颅内多发动脉瘤，发生破裂风险较高，应该积极处理。

（2）该病例，右侧大脑中动脉分叉部动脉瘤，载瘤动脉 M1 同时合并
严重狭窄，出血与缺血风险并存。

（3）选择 STA-M2 MCA 架桥手术，不仅保证了动脉瘤夹闭过程的安
全性，同时降低了未来缺血性脑卒中发作的风险。

【手术示意图】

手术示意图见图 1-2-4。

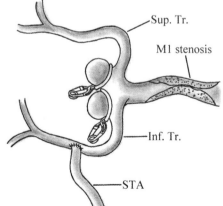

STA：颞浅动脉
Sup. Tr.：大脑中动脉上干
Inf. Tr.：大脑中动脉下干
M1 stenosis：大脑中动脉蝶骨
　　　　　　（水平）段狭窄

图 1-2-4 手术示意图

【术后影像】

手术影像见图 1-2-5。

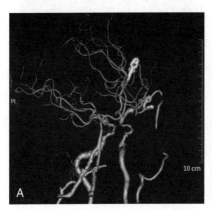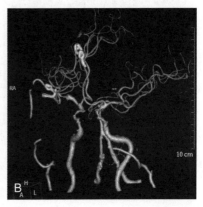

图 1-2-5 术后 CTA 显示动脉瘤不显影，右侧 STA-MCA 吻合口通畅，远端动脉显影良好（A、B）

【术后状态】

患者术后无新发神经功能障碍，神志清楚，四肢肌力 V 级，肌张力正常，GOS 5 分。

病例三 右侧大脑中动脉梭形动脉瘤（2）

Case 3 Right MCA Fusiform Aneurysm（2）

手术方式：右侧颞浅动脉额支、顶支 – 大脑中动脉 M2 双支架桥 + 动脉瘤孤立切除术

Surgical modality：R STA-M2 MCA+M2 MCA double barrel bypasses + aneurysm trapping

【简要病史】

患者，32 岁，男性，体检发现右侧大脑中动脉瘤；神经系统查体无明显阳性体征；患者既往体健；日常吸烟、饮酒 10 余年；无相关家族疾病史。

【术前影像】

术前影像见图 1-3-1 ~ 图 1-3-4。

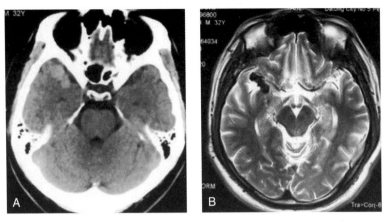

图 1-3-1　术前 CT 及 MRI

术前 CT 显示右侧裂内高密度占位病变（A），MRI 轴位 T_2 加权像呈血管流空影（B）

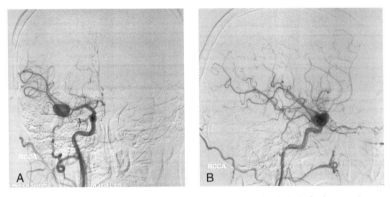

图 1-3-2　术前 DSA 显示右侧大脑中动脉 M2 大型动脉瘤（A、B）

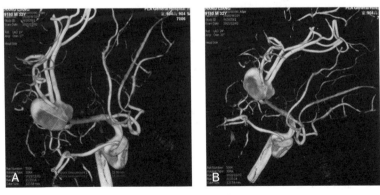

图 1-3-3　术前 3D-DSA 显示动脉瘤形态，瘤体上发出两分支血管（A、B）

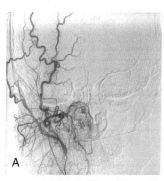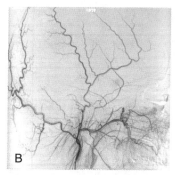

图 1-3-4　右侧颈外动脉造影显示右侧 STA 额支、顶支发育良好（A、B）

【手术要点】

（1）右侧问号形切口，保护好颞浅动脉及其分支，翼点入路开颅。

（2）充分显露动脉瘤及分支；术中见动脉瘤远端 M2 段两分支均有足够长度行 STA-M2 架桥。

（3）动脉瘤远端两分支血流重建后再孤立切除动脉瘤。

【手术示意图】

手术示意图见图 1-3-5。

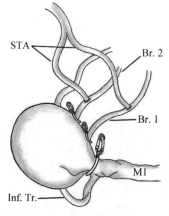

STA：颞浅动脉
Br. 1：血管分支 1
Br. 2：血管分支 2
Inf. Tr.：大脑中动脉下干
M1：大脑中动脉蝶骨（水平）段

图 1-3-5　手术示意图

【术后影像】

术后影像见图 1-3-6、图 1-3-7。

【术后状态】

患者术后无新发神经功能障碍，神志清楚，四肢肌力 V 级，肌张力正常，

GOS 5 分。

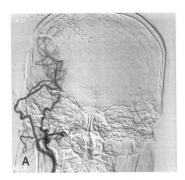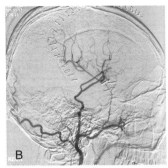

图 1-3-6　术后右侧颈外动脉造影显示吻合口通畅，两支血管远端显影良好（A、B）

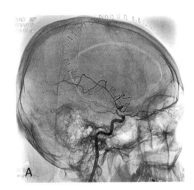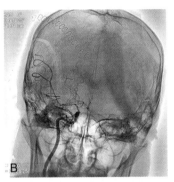

图 1-3-7　术后右侧颈内动脉造影显示动脉瘤不显影，下干血管保留良好（A、B）

病例四　右侧大脑中动脉巨大动脉瘤

Case 4　Right MCA Giant Aneurysm

手术方式：右侧颞浅动脉额支、顶支 – 大脑中动脉 M4 双支架桥 + 动脉瘤切除术

Surgical modality：R STA-M4 MCA+M4 MCA double barrel bypasses + aneurysm resection

【简要病史】

患者，52 岁，女性，体检发现颅内巨大动脉瘤；神经系统查体无明显阳性体征；患者既往体健；否认吸烟、饮酒史；无相关家族疾病史。

【术前影像】

术前影像见图1-4-1～图1-4-3。

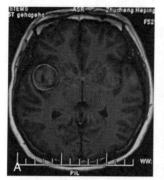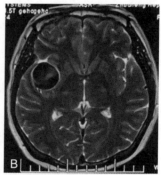

图1-4-1 术前颅脑MRI显示右侧裂内类圆形占位（A、B）

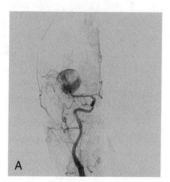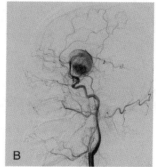

图1-4-2 术前DSA显示右侧大脑中动脉巨大动脉瘤（A、B）

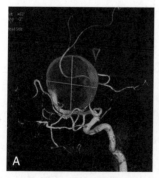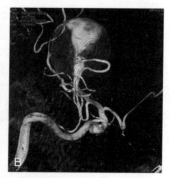

图1-4-3 术前3D-DSA显示动脉瘤形态（A、B）

【手术要点】

（1）对于大脑中巨大动脉瘤，显露动脉瘤及分支有一定困难，术中先分离载瘤动脉近端，间断性阻断使动脉瘤张力降低，便于分离侧裂且防止动脉瘤破裂。

（2）因巨大动脉瘤占据了整个侧裂，行 STA-M2 吻合空间狭小，比较困难，因此行 STA-M4 吻合。

（3）判断哪支皮质动脉为动脉瘤远端血管十分重要：①可以采用自瘤体直接解剖分离追踪的方法；②可以临时阻断 M2，用血管超声及 ICG 造影来判断。

【手术示意图】

手术示意图见图 1-4-4。

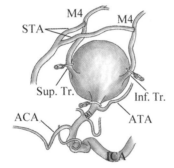

STA：颞浅动脉
ACA：大脑前动脉
ATA：大脑中动脉颞前支
Sup. Tr.：大脑中动脉上干
Inf. Tr.：大脑中动脉下干
M4：大脑中动脉终末段

图 1-4-4 手术示意图

【术后影像】

术后影像见图 1-4-5、图 1-4-6。

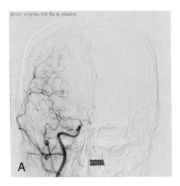
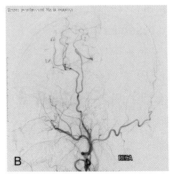

图 1-4-5 术后 DSA 显示 STA 双支架桥血管通畅，远端显影良好（A、B）

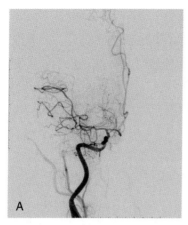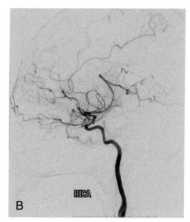

图 1-4-6 术后右侧颈内动脉 DSA 显示动脉瘤不显影，大脑中动脉下干保留完整（A、B）

【术后状态】

患者术后无新发神经功能障碍，神志清楚，四肢肌力Ⅴ级，肌张力正常，GOS 5 分。

病例五 复发左侧大脑中动脉瘤（栓塞术后）

Case 5 Recurrent Left MCA Aneurysm after Coiling

手术方式：左侧颞浅动脉额支、顶支 – 大脑中动脉 M4 双支架桥 + 动脉瘤切除术

Surgical modality：L STA-M4 MCA+M4 MCA double barrel bypasses + aneurysm resection

【简要病史】

患者，19 岁，女性，因左侧大脑中动脉瘤栓塞术后复发入院；查体无明显阳性体征；患者既往体健；无吸烟、饮酒史；无相关家族疾病史。

【术前影像】

术前影像见图 1-5-1 ~ 图 1-5-3。

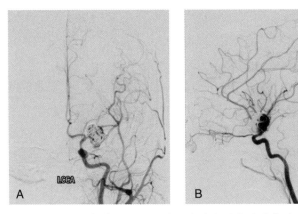

图 1-5-1　术前 DSA 显示左侧复发大脑中动脉瘤（A、B）

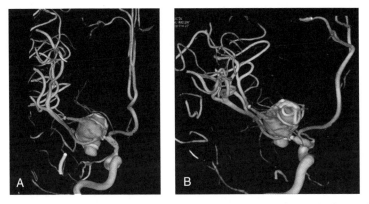

图 1-5-2　术前 3D-DSA 显示大脑中动脉上、下干自动脉瘤体发出（A、B）

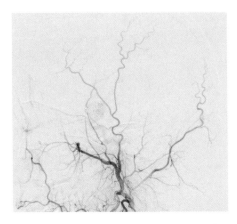

图 1-5-3　同侧颞浅动脉额支、顶支发育良好

【手术要点】

（1）该病例为分叉部半梭形动脉瘤，支架辅助栓塞两次均短期内复发，故此类动脉瘤不适合栓塞。

（2）分离动脉瘤及分支发现，动脉瘤远端两分支 M2 长度较短，不宜作为血管吻合部位，遂沿 M3 追踪至 M4，游离颞浅动脉额支和顶支，分别吻合于动脉瘤远端两分支的 M4 段。

【手术示意图】

手术示意图见图 1-5-4。

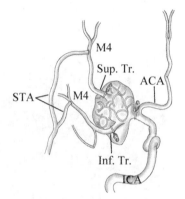

STA：颞浅动脉
ACA：大脑前动脉
ICA：颈内动脉
Sup. Tr.：大脑中动脉上干
Inf. Tr.：大脑中动脉下干
M4：大脑中动脉终末段

图 1-5-4　手术示意图

【术后影像】

术后影像见图 1-5-5、图 1-5-6。

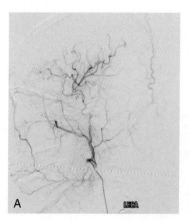
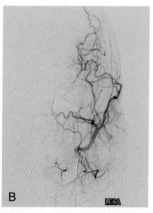

图 1-5-5　术后左侧颈外动脉 DSA 显示架桥血管吻合口通畅，远端血管显影良好（A、B）

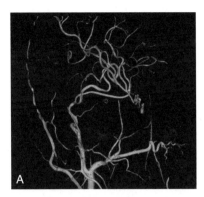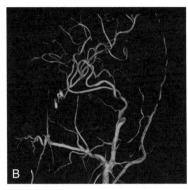

图 1-5-6　术后左侧颈外动脉 3D-DSA 显示架桥吻合口通畅，远端血管显影良好（A、B）

【术后状态】

患者术后无新发神经功能障碍，神志清楚，四肢肌力Ⅴ级，肌张力正常，GOS 5 分。

病例六　基底动脉顶端巨大动脉瘤

Case 6　Giant Basilar Apex Aneurysm

手术方式：右侧颞浅动脉－大脑后动脉 P2 架桥＋动脉瘤孤立术
Surgical modality：R STA-P2 PCA bypass + aneurysm trapping

【简要病史】

患者，56 岁，女性，因头晕伴姿态不稳 3 个月行影像学检查，发现基底动脉顶端巨大动脉瘤；神经系统查体双手轮替试验及直线行走试验阳性，无其他阳性体征；患者既往高血压、糖尿病病史；无吸烟、饮酒史；无相关家族疾病史。

【术前影像】

术前影像见图 1-6-1、图 1-6-2。

【手术要点】

（1）右额眶颧颞入路开颅。

（2）术前评估，左侧大脑后动脉由前循环代偿较好，而右侧无明显代偿，故选择右侧 STA-P2 颅内外血管架桥。

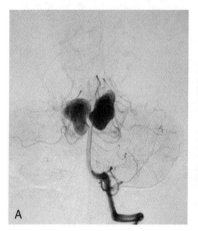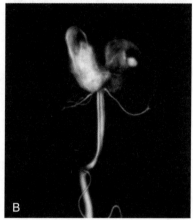

图 1-6-1　术前 DSA 显示基底动脉顶端巨大动脉瘤，呈分叶状，双侧大脑后动脉从动脉瘤基底发出（A、B）

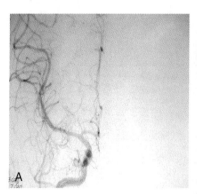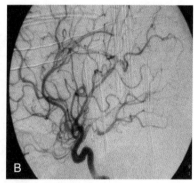

图 1-6-2　颈内动脉及颈动脉造影

右侧颈内动脉造影显示前循环向大脑后动脉无明显代偿（A），左侧颈动脉造影侧位像显示前循环向大脑后动脉代偿良好（B）

（3）架桥成功后，以动脉瘤夹夹闭大脑后动脉与小脑上动脉之间基底动脉。

（4）手术病例虽为极复杂后循环动脉瘤，但以颅内外血管架桥相对不复杂的手术方式而治愈。

【手术示意图】

手术示意图见图 1-6-3。

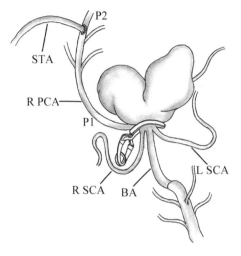

STA：颞浅动脉
R PCA：大脑后动脉右侧
R SCA：小脑上动脉右侧
L SCA：小脑上动脉左侧
BA：基底动脉
P1：大脑后动脉交通前段
P2：大脑后动脉交通后（环池）段

图 1-6-3　手术示意图

【术后影像】

术后影像见图 1-6-4。

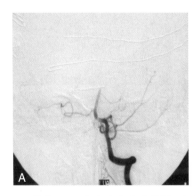

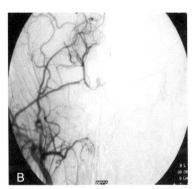

图 1-6-4　术后 DSA 显示动脉瘤不显影，大脑后动脉瘤通过 STA 吻合口显影良好（A、B）

【术后状态】

患者术后无新发神经功能障碍，神志清楚，四肢肌力 V 级，肌张力正常，GOS 5 分。

病例七　左侧大脑后动脉血栓性梭形动脉瘤

Case 7　Left PCA Fusiform-Thrombotic Aneurysm

手术方式：左侧颞浅动脉 – 大脑后动脉 P2 架桥 + 动脉瘤孤立术
Surgical modality：L STA-P2 PCA bypass + aneurysm trapping

【简要病史】

患者，32 岁，男性，因头痛伴左侧眼睑下垂半年，行影像学检查发现左侧大脑后动脉梭形血栓性动脉瘤；神经系统查体左侧动脉眼神经麻痹，无其他明显阳性体征；患者既往体健；偶尔吸烟、饮酒；无相关家族疾病史。

【术前影像】

术前影像见图 1-7-1 ～图 1-7-3。

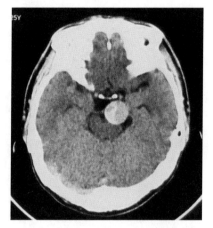

图 1-7-1　术前颅脑 CT 显示左侧大脑脚旁类圆形高密度占位

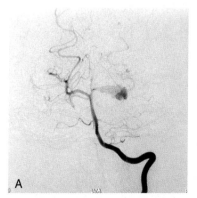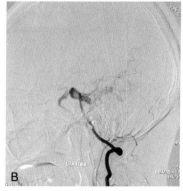

图 1-7-2　术前 DSA 显示左侧大脑后动脉梭形动脉瘤（A、B）

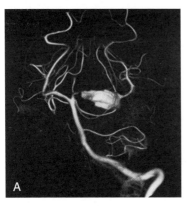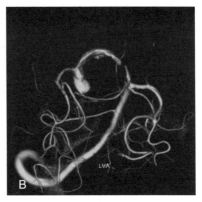

图 1-7-3 术前 3D-DSA 显示左侧大脑后动脉梭形动脉瘤（A、B）

【手术要点】

（1）左侧颞下入路开颅，术前腰大池置管，术中释放脑脊液，使颞叶塌陷，减少牵拉损伤脑组织。

（2）避开穿支动脉，将 STA 吻合于大脑后动脉 P2 远端。

（3）瘤体无重要分支。血流重建成功后，孤立动脉瘤。

【手术示意图】

手术示意图见图 1-7-4。

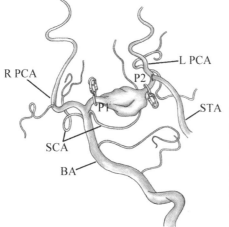

STA：颞浅动脉
R PCA：大脑后动脉右侧
L PCA：大脑后动脉左侧
SCA：小脑上动脉
BA：基底动脉
P1：大脑后动脉交通前段
P2：大脑后动脉交通后（环池）段

图 1-7-4 手术示意图

【术后影像】

术后影像见图 1-7-5。

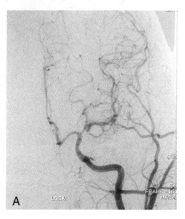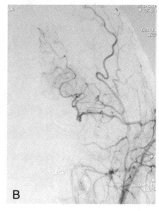

图 1-7-5　术后 DSA 显示动脉瘤不显影，血管吻合口通畅，左侧 PCA 远端显影良好（A、B）

【术后状态】

　　患者术后无新发神经功能障碍，神志清楚，动脉眼神经麻痹症状逐渐消失，四肢肌力 V 级，肌张力正常，GOS 5 分。

第二章　颅外－颅内嵌入桥接式血管架桥

Chapter Two　EC-IC Bypass with Interposition Graft

病例一　右侧颈内动脉岩骨段海绵窦段巨大梭形动脉瘤

Case 1　Right Petrous and Cavernous ICA Giant Fusiform Aneurysm

手术方式：右侧颈外动脉 – 大隐静脉 – 大脑中动脉 M2 架桥 + 动脉瘤孤立术

Surgical modality：R ECA-SVG-M2 MCA interpositional bypass + aneurysm trapping

【简要病史】

患者，58 岁，女性，因视力下降伴复视 1 个月，行影像学检查发现右侧颈内动脉海绵段窦梭形动脉瘤；入院神经系统查体显示右侧视野缺损，动眼神经、外展神经麻痹，无其他明显阳性体征；患者既往体健，否认吸烟、饮酒史；无家族疾病史。

【术前影像】

术前影像见图 2-1-1 ~ 图 2-1-4。

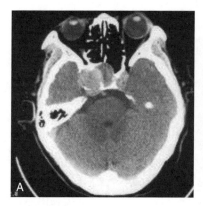
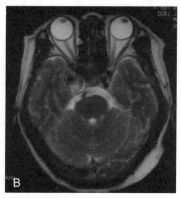

图 2-1-1　术前 CT 及 MRI

术前 CT 显示右侧床突旁海绵窦内高密度占位病变（A），MRI 轴位 T_2 加权像呈血管流空影，信号混杂（B）

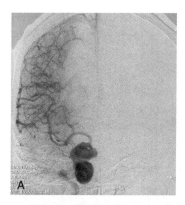
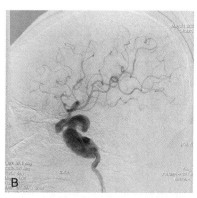

图 2-1-2　术前DSA显示右侧颈内动脉岩骨、破裂孔、海绵窦及床突段巨大梭形动脉瘤（A、B）

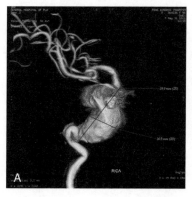
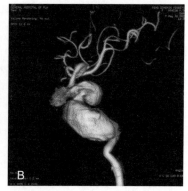

图 2-1-3　术前 3D-DSA 显示动脉瘤形态（A、B）

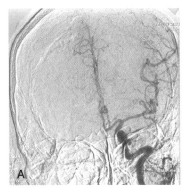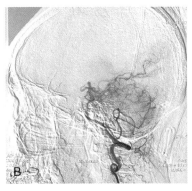

图 2-1-4　术前 Matas 试验显示对侧及后循环代偿欠佳（A、B）

【手术要点】

（1）虽然介入支架治疗有了长足进展，但是对于颈内动脉岩骨段至海绵窦段巨大动脉瘤，目前仍然是棘手问题。

（2）手术采用 ECA-SVG-M2 架桥的方式，既保证架桥的高血流量，又避免因架桥阻断重要的血管而造成的脑缺血；术中阻断颈外动脉及大脑中动脉下干相对安全。

（3）大隐静脉过颧弓处磨出适当的骨槽，以减少对静脉移植血管的压迫。

【手术示意图】

手术示意图见图 2-1-5。

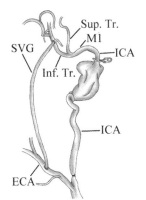

SVG：大隐静脉移植血管

ICA：颈内动脉

ECA：颈外动脉

Sup. Tr.：大脑中动脉上干

Inf. Tr.：大脑中动脉下干

M1：大脑中动脉蝶骨（水平）段

图 2-1-5　手术示意图

【术后影像】

术后影像见图 2-1-6。

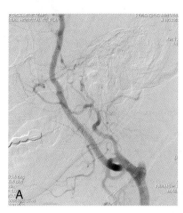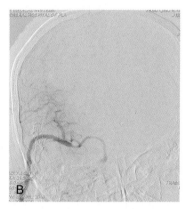

图 2-1-6　术后 DSA 显示动脉瘤不显影，颅内外吻合口通畅，远端血管显影良好（A、B）

【术后状态】

患者术后无新发神经功能障碍，神志清楚，视力逐渐改善，动眼神经麻痹症状好转，四肢肌力 V 级，肌张力正常，GOS 5 分。

病例二　颅内多发动脉瘤并左侧颈内动脉海绵窦瘘

Case 2　Multiple Aneurysms (Left ICA Cavernous Aneurysm, Left Paraclinoid Aneurysm, Left MCA Aneurysm) and Left Cavernous AVF

手术方式：左侧颞浅动脉主干 – 大隐静脉 – 大脑中动脉 M2 架桥 + 海绵窦动脉瘤、床突旁动脉瘤、动静脉瘘孤立 + 大脑中分叉部动脉瘤夹闭术

Surgical modality：L STA trunk-SVG-M2 MCA interpositional bypass + cavernous and paraclinoid aneurysms and AVF trapping + MCA aneurysm clipping

【简要病史】

患者，72 岁，女性，突发头痛、头晕 10 天，影像学检查发现左侧颅内多发动脉瘤合并颈内动脉海绵窦瘘；神经系统查体显示左侧眼球突出，结膜水肿，眼球活动受限，局部听诊可闻及杂音，无其他明显阳性体征；患者既往高血压、冠心病病史，2013 年胸主动脉夹层手术治疗病史；否认吸烟、饮酒史；无家族疾病史。

【术前影像】

术前影像见图 2-2-1、图 2-2-2。

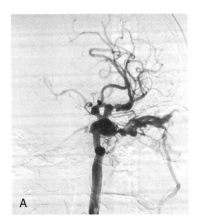 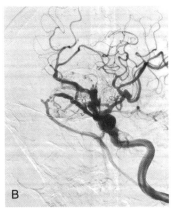

图 2-2-1 术前 DSA 显示左侧颈内动脉海绵窦瘘，左侧颈内动脉海绵窦动脉瘤，左侧颈内动脉床突旁动脉瘤及左侧大脑中分叉处动脉瘤（A、B）

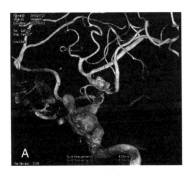 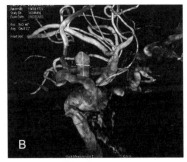

图 2-2-2 术前 3D-DSA 显示动脉瘤大小及形态（A、B）

【手术要点】

（1）本病例术前造影评估右侧颈内动脉向左侧有一定代偿，但代偿不足。

（2）术中见大隐静脉与颞浅动脉主干管径相当，遂行 STA-SVG-M2 架桥以补足对侧代偿不足问题。

（3）血流重建成功后，将颈内动脉阻断，术中血管超声、ICG 及电生理监测下无异常，然后将海绵窦床突旁动脉瘤及动静脉瘘予以孤立。

（4）该术式的优点是缩短了大隐静脉移植血管的长度，降低了术后移植血管闭塞的概率。

【手术示意图】

手术示意图见图 2-2-3。

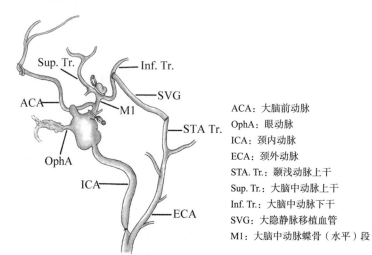

ACA：大脑前动脉
OphA：眼动脉
ICA：颈内动脉
ECA：颈外动脉
STA. Tr.：颞浅动脉上干
Sup. Tr.：大脑中动脉上干
Inf. Tr.：大脑中动脉下干
SVG：大隐静脉移植血管
M1：大脑中动脉蝶骨（水平）段

图 2-2-3　手术示意图

【术后影像】

术后影像见图 2-2-4。

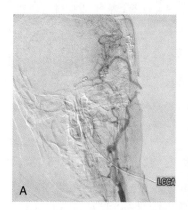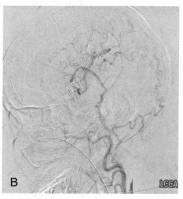

图 2-2-4　术后 DSA 显示颈内动脉海绵窦瘘及动脉瘤均不显影，颅内外桥接血管吻合口通畅，大脑中动脉显影良好（A、B）

【术后状态】

患者术后无新发神经功能障碍，神志清楚，左侧眼球突出明显缓解，结膜水肿及局部血管杂音消失，四肢肌力Ⅴ级，肌张力正常，GOS 5 分。

病例三　双侧颈内动脉海绵窦段动脉瘤＋右侧颈内动脉分叉部动脉瘤

Case 3　Bilateral ICA Cavernous Dolichoectatic Aneurysms and Right ICA Bifurcation Aneurysm

手术方式：右侧颌内动脉－桡动脉－大脑中动脉 M2 嵌入桥接式架桥＋右侧海绵窦动脉瘤孤立＋颈内动脉分叉部动脉瘤夹闭术

Surgical modality：R IMA-RAG-M2 MCA interpositional bypass + R cavernous aneurysms trapping + R ICA bifurcation aneurysm clipping

【简要病史】

患者，53 岁，女性，突发视物模糊 1 个月余，影像学检查发现颅内多发动脉瘤；神经系统查体无明显阳性体征；患者既往体健；否认吸烟、饮酒史；无家族疾病史。

【术前影像】

术前影像见图 2-3-1 ～图 2-3-5。

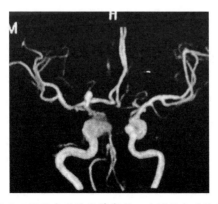

图 2-3-1　MRA 显示双侧颈内动脉海绵窦段、右侧颈内动脉分叉部多发动脉瘤

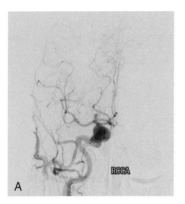
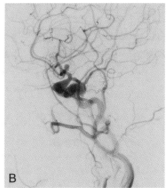

图 2-3-2　术前 DSA 显示右侧颈内动脉海绵窦段及分叉部动脉瘤, 同侧颈内动脉发育良好（A、B）

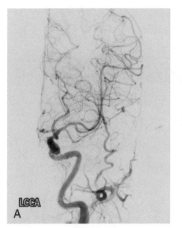
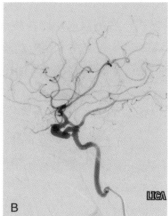

图 2-3-3　术前 DSA 显示合并左侧颈内动脉海绵窦段动脉瘤（A、B）

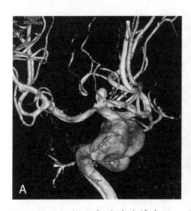
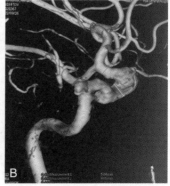

图 2-3-4　DSA 显示双侧颈内动脉海绵窦段、右侧颈内动脉分叉部动脉瘤及其形态（A、B）

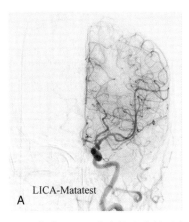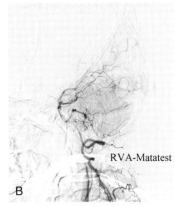

图 2-3-5　术前 Matas 试验提示左侧颈内动脉及后循环向右侧代偿较差（A、B）

【手术要点】

（1）本病例为双侧颈内动脉海绵窦段梭形动脉瘤，合并右侧颈内动脉分叉部动脉瘤。左侧海绵窦段动脉瘤较小，可以随访观察。

（2）右额颞入路开颅，颧弓卸下，颞骨骨瓣尽量低至颅底。

（3）于颞肌及翼外肌之间解剖分离颌内动脉，可借助解剖标志，手指触摸，超声或导航寻找颌内动脉。

（4）显露 M2，取合适长度的桡动脉行 IMA-RA-M2 架桥。

（5）血管超声、ICG 及电生理监测下无异常，将海绵窦床突旁动脉瘤孤立，然后夹闭颈内动脉分叉部动脉瘤。

【手术示意图】

手术示意图见图 2-3-6。

RAG：桡动脉移管血管
IMA：颌内动脉
ECA：颈外动脉
ICA：颈内动脉
Sup. Tr.：大脑中动脉上干
Inf. Tr.：大脑中动脉下干
ACA：大脑前动脉
M1：大脑中动脉蝶骨（水平）段

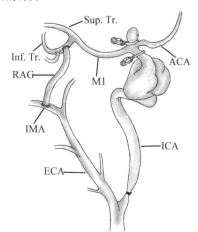

图 2-3-6　手术示意图

【术后影像】

术后影像见图 2-3-7、图 2-3-8。

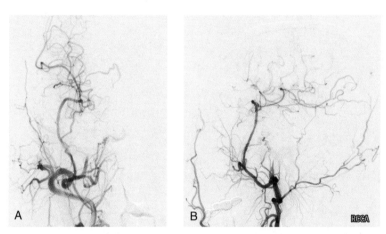

图 2-3-7　术后 DSA 显示右侧动脉瘤不显影，桥接血管颅内外吻合口通畅，远端血管
　　　　　显影良好（A、B）

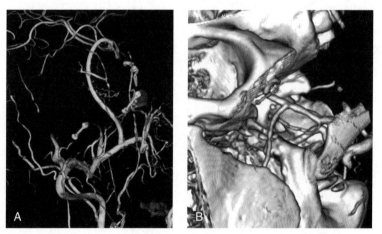

图 2-3-8　术后 3D-DSA 和 CTA 显示桥接血管吻合口通畅，远端血管显影良好（A、B）

【术后状态】

患者术后无新发神经功能障碍，神志清楚，视力明显好转，四肢肌力
V 级，肌张力正常，GOS 5 分。

第三章　颅内－颅内端侧转接式血管架桥

Chapter Three　IC-IC Reimplantation

病例一　右侧大脑中动脉巨大动脉瘤（1）

Case 1　Right MCA Giant Aneurysm（1）

手术方式：右侧大脑中动脉 M2 下干 – 颞前支端侧转接式架桥 + 右侧大脑中动脉 M2 上干 – 颞浅动脉 – 颞前支嵌入桥接式架桥 + 动脉瘤切除术

Surgical modality：R M2 MCA Inf. Tr.-ATA reimplantation bypass + R M2 MCA Sup. Tr.-STA-ATA interposition bypass+ aneurysm resection

【简要病史】

患者，38 岁，女性，头痛 3 个月，检查发现右侧大脑中动脉巨大动脉瘤；神经系统查体无明显阳性体征；患者体健；否认吸烟、饮酒史；无家族疾病史。

【术前影像】

术前影像见图 3-1-1、图 3-1-2。

【手术要点】

（1）充分分离侧裂，显露动脉瘤及上下干分支。

（2）术中见下干距离颞前支较近，遂行下干及颞前支端侧吻合；上干与颞前支有一定距离，故取适合长度的颞浅动脉吻合于颞前支（端侧）和上干（端端）之间。

（3）本病例也可以选择颞浅动脉－大脑中动脉颅外－颅内血管架桥，但实际采用了颅内－颅内血管架桥的方式，优点：①只需要移植小段颞浅动脉，创伤小，避免头皮缺血；②不需要去除过多颞骨骨窗，利于术后外形美观。

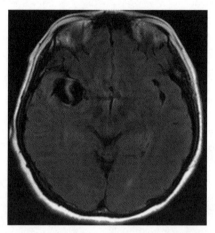

图 3-1-1　术前 MRI 显示右侧裂内巨大类圆形占位病变

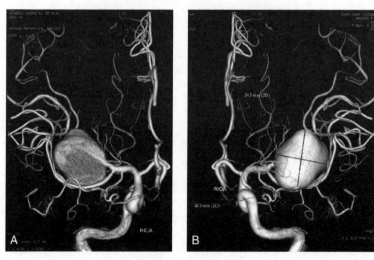

图 3-1-2　术前 3D-DSA 显示病变为巨大动脉瘤（A、B）

【手术示意图】

手术示意图 3-1-3。

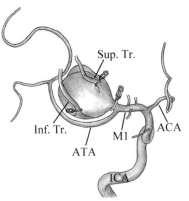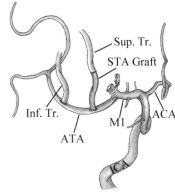

ACA：大脑前动脉	ATA：大脑中动脉颞前支
Sup. Tr.：大脑中动脉上干	Inf. Tr.：大脑中动脉下干
STA Graft：颞浅动脉移植血管	M1：大脑中动脉蝶骨（水平）段
ICA：颈内动脉	

图 3-1-3 手术示意图

【术后影像】

术后影像见图 3-1-4、图 3-1-5。

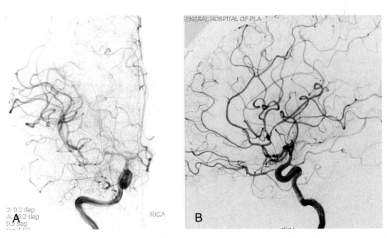

图 3-1-4 术后 DSA 显示桥接血管及吻合口通畅，远端血管显影良好（A、B）

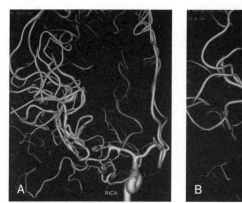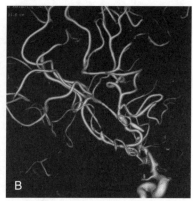

图 3-1-5　术后 3D-DSA 显示桥接血管及吻合口通畅，远端血管显影良好（A、B）

【术后状态】

患者术后无新发神经功能障碍，神志清楚，四肢肌力 V 级，肌张力正常，GOS 5 分。

病例二　右侧大脑中动脉巨大动脉瘤（2）

Case 2　Right MCA Giant Aneurysm（2）

手术方式：右侧颞浅动脉 – 大脑中动脉架桥 + 多支血管端侧转接式血管架桥 + 动脉瘤切除术

Surgical modality：R STA-M2 MCA Sup. Tr. Bypass + M2 MCA Mid. Tr. ATA reimplantation bypass + M2 MCA Inf. Tr.-ATA reimplantation bypass + LSA-ATA branch reimplantation bypass

【简要病史】

患者，42 岁，女性，突发剧烈头痛，影像学检查发现右侧大脑中动脉巨大动脉瘤；神经系统查体显示神志清楚，颈强直，四肢肌力、肌张力正常；患者既往体健；无吸烟史，偶尔饮酒；否认家族相关疾病史。

【术前影像】

术前影像见图 3-2-1 ~ 图 3-2-3。

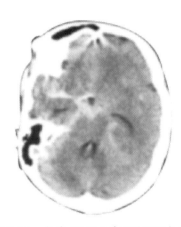

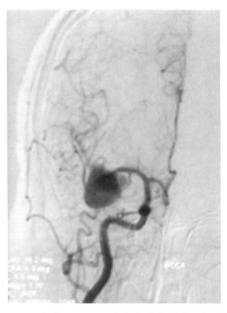

图 3-2-1　术前 CT 显示蛛网膜下腔出血　　　图 3-2-2　术前 DSA 显示右侧大脑中动脉巨大动脉瘤

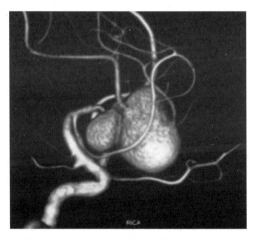

图 3-2-3　术前 3D-DSA 显示动脉瘤形态，瘤体上多支血管发出

【手术要点】

（1）本病例动脉瘤体发出多个分支，可分别命名为大脑中动脉上、中、下干及豆纹动脉。

（2）将颞浅动脉与上干行端侧吻合，中干与颞前支近心端端侧吻合，下干与颞前支远心端端侧吻合，豆纹动脉与颞前支近心端的一个分支端侧吻合。

（3）本病例的特点是颞前支发育较好，为 3 只血管提供了颅内 - 颅内血管架桥的机会。

【手术示意图】

手术示意图见图 3-2-4。

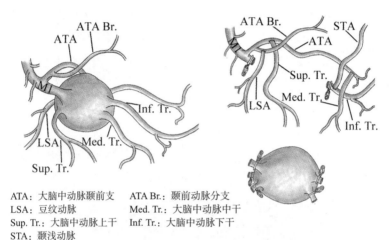

ATA：大脑中动脉颞前支　　ATA Br.：颞前动脉分支
LSA：豆纹动脉　　　　　　Med. Tr.：大脑中动脉中干
Sup. Tr.：大脑中动脉上干　Inf. Tr.：大脑中动脉下干
STA：颞浅动脉

图 3-2-4　手术示意图

【术后影像】

术后影像见图 3-2-5 ~ 图 3-2-7。

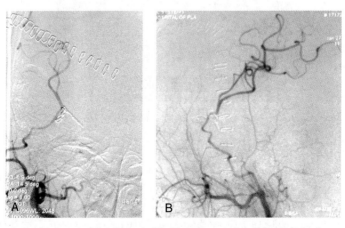

图 3-2-5　术后 DSA 显示颞浅动脉架桥通常，远端血管显影良好（A、B）

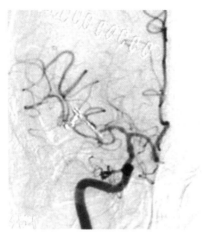

图 3-2-6　术后 DSA 颈内动脉造影显示动脉瘤不显影，各端侧转接式架桥血管通畅，远端血管显影良好

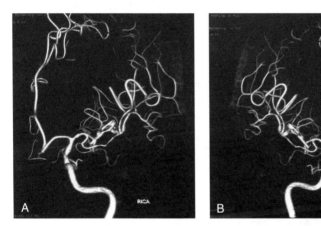

图 3-2-7　术后 3D-DSA 显示各端侧转接式架桥血管通畅，远端血管显影良好（A、B）

【术后状态】

患者术后无新发神经功能障碍，神志清楚，四肢肌力 V 级，肌张力正常，GOS 5 分。

第四章 颅内－颅内原位侧接式血管架桥

Chapter Four　IC-IC In-Situ Bypass

病例一　右侧大脑前胼周－胼缘动脉宽颈破裂动脉瘤

Case 1　Right ACA Ruptured Aneurysm

手术方式：大脑前动脉 A3-A3 原位侧接式血管架桥 + 动脉瘤孤立术
Surgical modality：R A3 ACA-L A3 ACA In-Situ bypass + aneurysm trapping

【简要病史】

患者，64 岁，女性，突发剧烈头痛 7 小时、意识减退 5 小时入院，影像学检查提示蛛网膜下腔出血，纵裂血肿，大脑前胼缘宽颈动脉瘤；神经系统查体显示神志淡漠，双侧瞳孔等大 2.5 mm，对光反射灵敏，左侧肢体肌力 II 级，右侧肢体肌力 V 肌；患者既往高血压病史；无吸烟、饮酒史；否认家族相关疾病史。

【术前影像】

术前影像见图 4-1-1、图 4-1-2。

【手术要点】

（1）大脑前动脉动脉瘤最好发于前交通动脉复合体，其次为胼缘动脉分支处。对于两个部位不能介入或手术夹闭的动脉瘤，A3-A3 原位侧接式架桥是很好的选择。

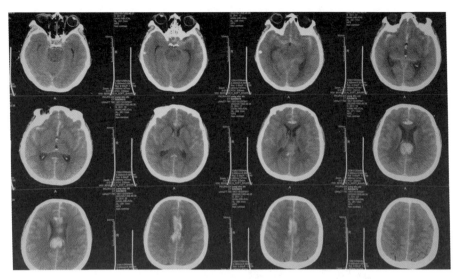

图 4-1-1 术前颅脑 CT 显示蛛网膜下腔出血，纵裂内血肿形成

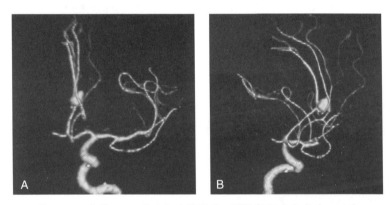

图 4-1-2 术前 CTA 显示大脑前胼周 - 胼缘宽颈动脉瘤（A、B）

（2）本例为胼缘动脉瘤，宽颈几近半梭形，伴 SAH 及局部血肿，颅内张力高，给手术带来困难。

（3）在试图夹闭动脉瘤，胼周及胼缘动脉塑形过程中，因瘤颈处菲薄，瘤颈撕裂，缝合后夹闭过程中又撕裂，遂放弃夹闭塑形，行 A3-A3 原位侧侧吻合。

（4）因手术为急诊，夜间进行，A3 重建血流后，无过多精力重建胼缘动脉，且胼缘动脉闭塞后造成神经功能障碍的可能性不大，遂夹闭了胼缘动脉。因此，对于复杂动脉瘤，不建议急诊晚间处理。

（5）补充说明，胼缘动脉的重建可以采用胼缘动脉 - 颞浅动脉 - 健侧胼缘动脉移植血管桥结式架桥的方式进行。

【手术示意图】

手术示意图见图 4-1-3。

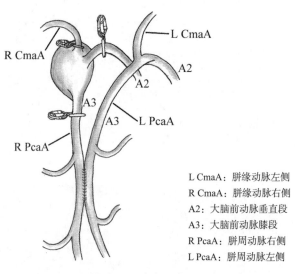

L CmaA：胼缘动脉左侧
R CmaA：胼缘动脉右侧
A2：大脑前动脉垂直段
A3：大脑前动脉膝段
R PcaA：胼周动脉右侧
L PcaA：胼周动脉左侧

图 4-1-3　手术示意图

【术后影像】

术后影像见图 4-1-4 ～图 4-1-6。

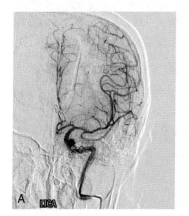
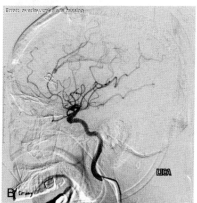

图 4-1-4　术后复查 DSA 显示动脉瘤不显影，双侧大脑前动脉远端显影良好（A、B）

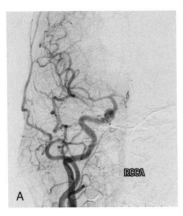
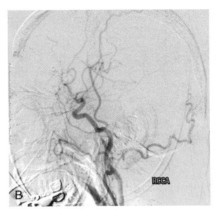

图 4-1-5　右侧 RCCA 造影显示大脑前动脉残端，动脉瘤不显影（A、B）

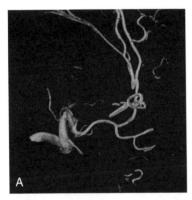
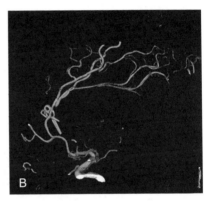

图 4-1-6　3D-DSA 显示吻合口通畅（A、B）

【术后状态】

患者术后无新发神经功能障碍，状态同术前，在院期间意识逐渐恢复至正常，左侧肌力恢复至 IV 级，右侧肌力正常。随访 6 个月后，患者恢复良好，GOS 5 分。

病例二　复发右侧大脑中动脉梭形动脉瘤（夹闭术后）

Case 2　Recurrent Right MCA Fusiform Aneurysm after Clipping

手术方式：右侧大脑中动脉颞前支 -M2+ M2-M2 并联原位侧接式血管架桥 + 动脉瘤孤立术

Surgical modality：R ATA-R M2 MCA +R M2 MCA- R M2 MCA double In-Situ bypass + aneurysm trapping

【简要病史】

患者，17 岁，女性，颅内动脉瘤夹闭术后 1 年复发，影像学检查提示右侧大脑中动脉 M1 ~ M2 复发梭形动脉瘤；神经系统查体未见明显阳性体征；患者既往体健；否认家族相关疾病史。

【术前影像】

术前影像见图 4-2-1 ~ 图 4-2-4。

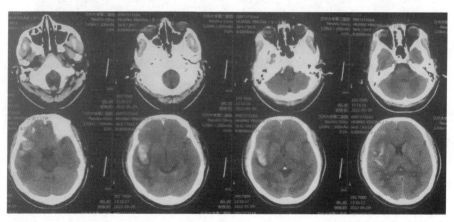

图 4-2-1　外院术前颅脑 CT 显示蛛网膜下腔出血，颅内血肿

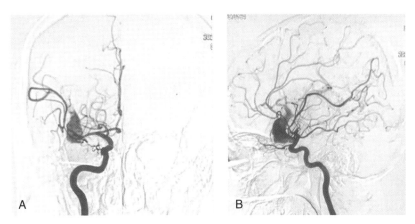

图 4-2-2　外院术前脑血管 DSA 显示右侧 MCA 梭形动脉瘤（A、B）

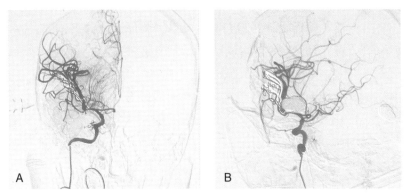

图 4-2-3　外院术后早期复查 DAS 显示动脉瘤夹闭满意（A、B）

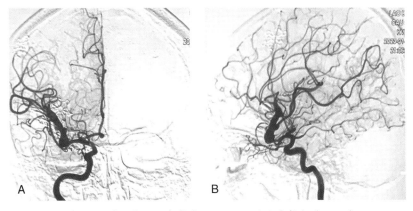

图 4-2-4　外院术后 1 年复查 DSA 显示动脉瘤复发（A、B）

【手术要点】

（1）本病例为外院动脉瘤夹闭术后复发，手术采用原切口、原额颞入路。

（2）充分显露动脉瘤、近端载瘤动脉及远端分支，显示第一次手术所用动脉瘤夹全部滑脱。

（3）因动脉瘤为巨大梭形动脉瘤，无法夹闭塑形，故采用血管架桥方式。第一次手术时将颞浅动脉破坏，无法行颅内外血管架桥。

（4）充分分离侧裂后发现动脉瘤远端两分支与颞前支平行走行且位置邻近，遂选择适当部位游离剪断蛛网膜丛，细小分支血管等各种粘连，使之具备原位侧接式血管架桥条件，以颞前支为供体血管重建动脉瘤远端两分支的血流。

（5）血流重建后，临时阻断载瘤动脉，将原动脉瘤夹全部去除，动脉瘤塌陷，将瘤颈近侧角豆纹动脉塑形保留。术中荧光造影显示架桥血流通畅。

（6）本病例手术再次表明大型或巨大型梭形动脉瘤不适于介入栓塞及手术夹闭。

【手术示意图】

手术示意图见图 4-2-5。

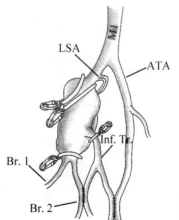

LSA：豆纹动脉
ATA：大脑中动脉颞前支
Br.1：血管分支 1
Br.2：血管分支 2
Inf. Tr.：大脑中动脉下干

图 4-2-5　手术示意图

【术后影像】

术后影像见图 4-2-6、图 4-2-7。

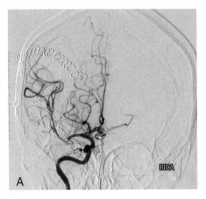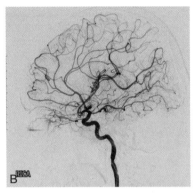

图 4-2-6　术后 DSA 显示动脉瘤不显影，LSA 及远端血管显影良好（A、B）

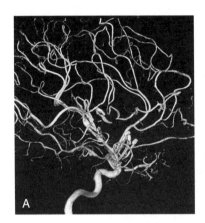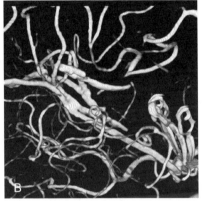

图 4-2-7　术后 3D-DSA 显示吻合口通畅，LSA 及远端血管显影良好（A、B）

【术后状态】

患者术后无新发神经功能障碍，神志清楚，四肢肌力 V 级，肌张力正常，GOS 5 分。

病例三 右侧小脑后下动脉梭形动脉瘤

Case 3　Right PICA Fusiform Aneurysm

手术方式：右侧小脑后下动脉 p1-p3 原位侧接式血管架桥 + 动脉瘤孤立术

Surgical modality：R p1 PICA-R p3 PICA In-Situ bypass + aneurysm trapping

【简要病史】

患者，66 岁，男性，突发剧烈头痛伴意识不清 3 小时入院，影像学检查提示蛛网膜下腔出血，右侧小脑后下动脉瘤；神经系统查体显示嗜睡，颈强直，HH 分级Ⅲ级，双侧瞳孔等大等圆 2.5 mm，对光反射迟钝，肌力、肌张力正常；患者既往高血压、糖尿病、陈旧性脑梗死病史，长期口服阿司匹林；长期吸烟、饮酒史；否认家族相关疾病史。

【术前影像】

术前影像见图 4-3-1 ～图 4-3-3。

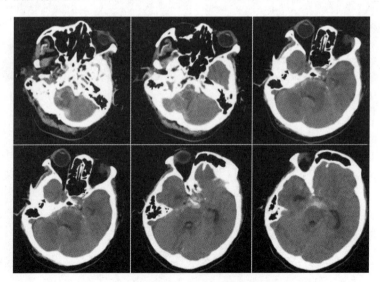

图 4-3-1　术前颅脑 CT 显示蛛网膜下腔出血

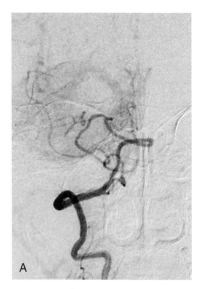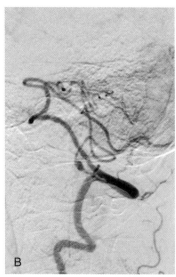

图 4-3-2　术前 DSA 显示右侧小脑后下动脉延髓外侧段梭形动脉瘤（A、B）

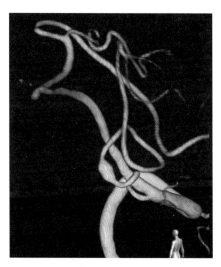

图 4-3-3　术前 3D-DSA 显示动脉瘤呈梭形，小脑后下动脉 p1 和 p3 段位置邻近

【手术要点】

（1）对于血管内治疗或手术夹闭困难的小脑后下动脉瘤，一般采用枕动脉 -PICA 架桥或 p3-p3 原位侧接式架桥。

（2）本病例术前 DSA 显示动脉瘤为梭形，位于 PICA 的 p2 段，p1

段与 p3 段邻近且平行，具备原位侧接式架桥的必要条件，术中也显示可行。

（3）本术式采用枕下远外侧入路，不需要显露中线部分、对侧 PICA p3 段，创伤小，且不累及正常的血管，是较为灵活理想的手术设计。

（4）术中避开 PICA 供应脑干的穿支动脉。

【手术示意图】

手术示意图见图 4-3-4。

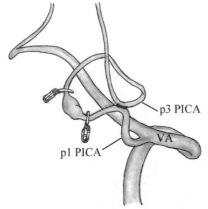

p3 PICA：小脑后下动脉扁桃体延髓段
p1 PICA：小脑后下动脉延髓前段
VA：椎动脉

图 4-3-4　手术示意图

【术后影像】

术后影像见图 4-3-5、图 4-3-6。

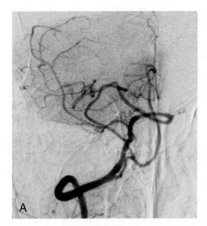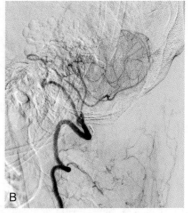

图 4-3-5　术后 DSA 显示动脉瘤不显影，小脑后下动脉 p1、p3 段显影良好（A、B）

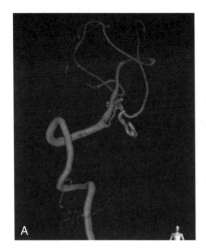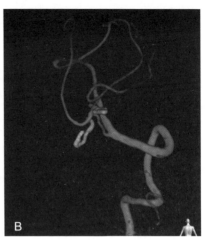

图 4-3-6 术后 3D-DSA 显示吻合口通畅, 小脑后下动脉 p1、p3 段显影良好 (A、B)

【术后状态】

患者术后无新发神经功能障碍, 意识逐渐恢复, 头痛症状缓解, 四肢肌力 V 级, 肌张力正常, GOS 5 分。

第五章 颅内－颅内端端再接式
血管架桥

Chapter Five   IC-IC Reanastomosis

病例一 左侧大脑中动脉小型梭形动脉瘤

Case 1   Left MCA Small Fusiform Aneurysm

手术方式：左侧大脑中动脉端端再接式血管架桥 + 动脉瘤切除术
Surgical modality：L M2 MCA reanastomosis bypass+ aneurysm
resection

【简要病史】

患者，46 岁，男性，体检发现颅内动脉瘤；神经系统查体未见明显阳性体征。患者既往体健；长期吸烟、饮酒史；否认家族相关疾病史。

【术前影像】

术前影像见图 5-1-1、图 5-1-2。

【手术要点】

（1）本病例为大脑中动脉 M2 梭形动脉瘤，术中充分显露动脉瘤及近、远端。

（2）充分评估近、远端的距离，将动脉瘤切除行近远端端端吻合。

（3）适合此术式的动脉瘤一般为夹层动脉瘤。动脉瘤切除后近远端血管残端一定保持平整，去除斑块或陈旧性血栓，防止吻合口血栓形成而闭塞。同时修剪也不能过度，避免张力过高而撕裂，因此要充分游离载瘤动脉，解除蛛网膜粘连，必要时可烧闭并剪断不重要的细小分支以增加吻合血管的活动度。

（4）切除动脉瘤之前，做好其他架桥方式的准备。

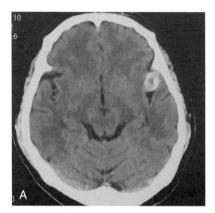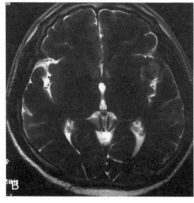

图 5-1-1　术前 CT 显示左侧裂内高密度占位病变，MRI T_2 加权像呈混杂信号（A、B）

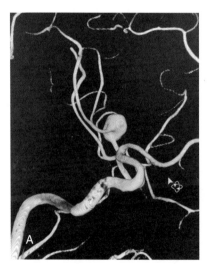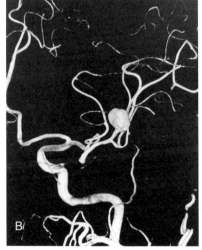

图 5-1-2　术前 3D-DSA 显示动脉瘤为梭形，发自大脑中动脉上干（A、B）

【手术示意图】

手术示意图见图 5-1-3。

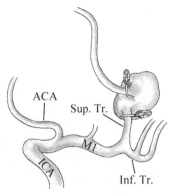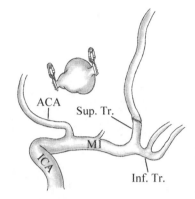

ACA：大脑前动脉   ICA：颈内动脉

Sup. Tr.：大脑中动脉上干   Inf. Tr.：大脑中动脉下干

M1：大脑中动脉蝶骨（水平）段

图 5-1-3　手术示意图

【术后影像】

术后影像见图 5-1-4。

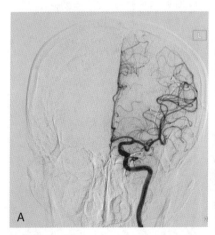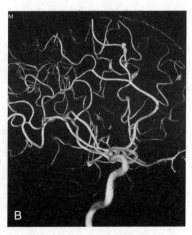

图 5-1-4　术后 DSA 显示动脉瘤不显影，吻合口通畅，远端显影良好（A、B）

【术后状态】

患者术后无新发神经功能障碍，神志清楚，四肢肌力Ⅴ级，肌张力正常，GOS 5 分。

病例二　左侧大脑中动脉大型夹层动脉瘤

Case 2　Left MCA Large Thrombotic-Dolichoectatic Aneurysm

手术方式：左侧大脑中动脉端端再接式血管架桥 + 动脉瘤切除术

Surgical modality：L M2 MCA reanastomosis bypass+ aneurysm resection

【简要病史】

患者，49 岁，男性，头痛，影像学检查发现左侧大脑中动脉动脉瘤；神经系统查体未见明显阳性体征；患者既往体健；无吸烟史，偶尔饮酒史；否认家族相关疾病史。

【术前影像】

术前影像见图 5-2-1、图 5-2-2。

【手术要点】

（1）右侧翼点入路开颅。

（2）完全分离侧裂，显露动脉瘤及载瘤动脉近、远端；术中见瘤体较大，部分血栓化；探查发现近、远端距离较近，阻断后将动脉瘤切除，近、远端充分游离修剪，行端端再接式吻合，两端血管张力不高。

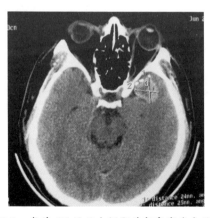

图 5-2-1　术前 CT 显示左侧颞前部高密度占位病变

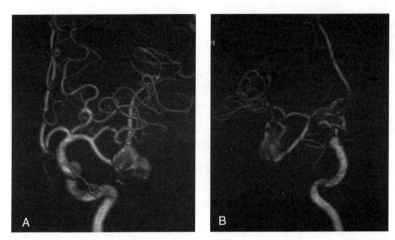

图 5-2-2　术前 DSA 显示左侧大脑中动脉大型动脉瘤（A、B）

（3）本例为夹层动脉瘤，位于大脑中动脉下干，阻断缝合过程中电生理无明显变化。

【手术示意图】

手术示意图见图 5-2-3。

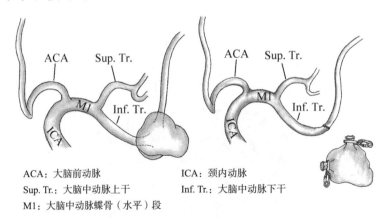

ACA：大脑前动脉　　　　　　　　　ICA：颈内动脉
Sup. Tr.：大脑中动脉上干　　　　　　Inf. Tr.：大脑中动脉下干
M1：大脑中动脉蝶骨（水平）段

图 5-2-3　手术示意图

【术后影像】

术后影像见图 5-2-4。

【术后状态】

患者术后无新发神经功能障碍，神志清楚，四肢肌力Ⅴ级，肌张力正常，GOS 5 分。

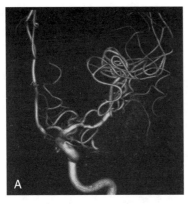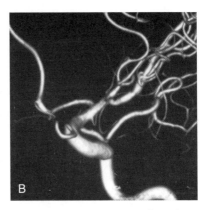

图 5-2-4　术后复查 DSA 显示动脉瘤不显影，吻合口通畅，远端显影良好（A、B）

病例三　左侧大脑中动脉巨大血栓性动脉瘤

Case 3　Left MCA Giant Thrombotic-Serpentine Aneurysm

手术方式：左大脑中动脉端端再接式血管架桥 + 动脉瘤切除术

Surgical modality：L M2 MCA reanastomosis bypass + aneurysm resection

【简要病史】

患者，66 岁，女性，体检发现左侧大脑中动脉动脉瘤；神经系统查体未见明显阳性体征；患者既往体健；否认吸烟、饮酒史；否认家族相关疾病史。

【术前影像】

术前影像见图 5-3-1 ~ 图 5-3-4。

【手术要点】

（1）本病例为 M1 主干巨大夹层动脉瘤，虽然瘤体巨大，但动脉瘤切除，近、远端充分游离后仍可以行端端再接式血管吻合，这就是典型夹层动脉瘤的特点，动脉瘤入口与出口相接近。

（2）端端再接式血管架桥的优点显而易见，不需要移植血管，不累及周围其他正常血管，减少了创伤，降低了缺血范围及风险。

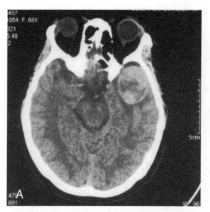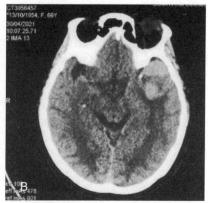

图 5-3-1　术前颅脑 CT 显示左侧颞前部类圆形高密度占位（A、B）

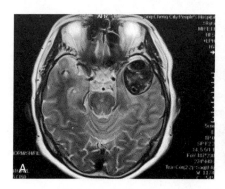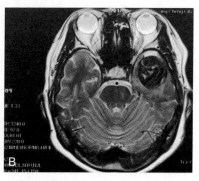

图 5-3-2　术前 MRI T_2 加权像显示病变内混杂信号（A、B）

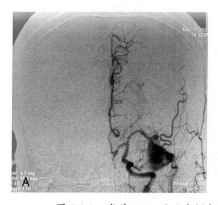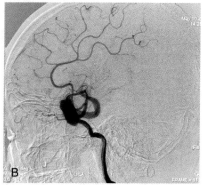

图 5-3-3　术前 DSA 显示左侧大脑中动脉巨大动脉瘤（A、B）

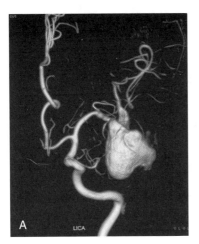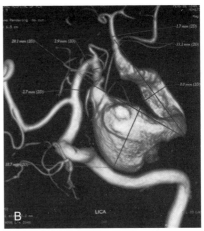

图 5-3-4　术前 3D-DSA 显示蛇形动脉瘤形态（A、B）

【手术示意图】

手术示意图见图 5-3-5。

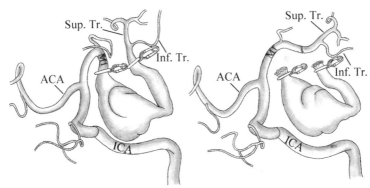

ACA：大脑前动脉　　　　　　　ICA：颈内动脉

Sup. Tr.：大脑中动脉上干　　　Inf. Tr.：大脑中动脉下干

M1：大脑中动脉蝶骨（水平）段

图 5-3-5　手术示意图

【术后影像】

术后影像见图 5-3-6。

【术后状态】

患者术后无新发神经功能障碍，神志清楚，四肢肌力Ⅴ级，肌张力正常，GOS 5 分。

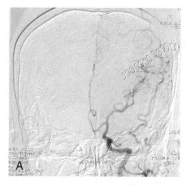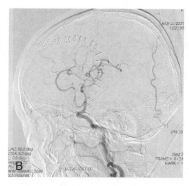

图 5-3-6　术后 DSA 显示动脉瘤不显影，吻合口通畅，远端显影良好（A、B）

病例四　左侧颈动脉 C1 段高位巨大动脉瘤

Case 4　Left C1 ICA Skull Base Giant Aneurysm

手术方式：颈动脉 C1 端端再接式血管架桥 + 动脉瘤切除术

Surgical modality：L C1 ICA reanastomosis bypass+ aneurysm resection

【简要病史】

患者，63 岁，男性，突发双下肢无力 5 个月，影像学检查发现左侧颈动脉 C1 段近颅底部巨大动脉瘤；神经系统查体未见明显阳性体征；患者高血压病史 10 余年；吸烟史、饮酒史 30 余年；否认家族相关疾病史。

【术前影像】

术前影像见图 5-4-1、图 5-4-2。

【手术要点】

（1）动脉瘤最大径为 2.8 cm，为巨大动脉瘤。

（2）载瘤动脉近端严重迂曲，介入治疗困难。

（3）动脉瘤节段较高，位置较深，周边有面神经、迷走神经、舌咽神经、舌下神经等重要结构。

（4）动脉瘤外侧完全被茎突阻挡，远心端较短，给瘤体显露、显微吻合带来困难。

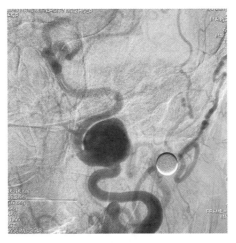

图 5-4-1　术前 DSA 显示动脉瘤位于颈动脉 C1 末端，颈内动脉严重迂曲

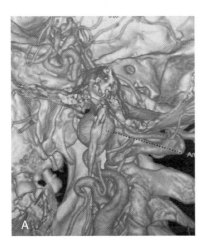
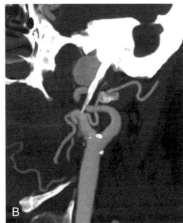

图 5-4-2　术前 CTA 显示动脉瘤位于颅底，瘤体外侧被茎突遮挡（A、B）

（5）采用二腹肌后腹上间隙入路。首先显露动脉瘤近心端，间断行临时阻断使巨大瘤体塌陷，然后游离动脉瘤体及被瘤体遮挡的远心端颈内动脉。

（6）术中显示动脉瘤远心端残端长度能够满足端端缝合，遂将动脉瘤切除，修剪近心端迂曲的颈内动脉，行端端吻合。

（7）术中颈动脉阻断前肝素化，局部肝素钠生理盐水冲洗，术后管理同颈动脉内膜切除术。

【术后影像】

术后影像见图 5-4-3。

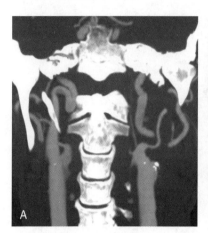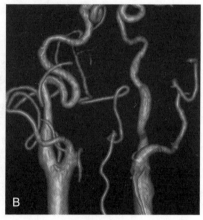

图 5-4-3　术后 CTA 显示动脉瘤不显影，吻合口通畅（A、B）

【术后状态】

患者术后无新发神经功能障碍，神志清楚，四肢肌力 V 级，肌张力正常，GOS 5 分。

第六章　颅内－颅内嵌入桥接式血管架桥

Chapter Six　IC-IC Bypass with Interposition Graft

病例一　复发右侧大脑前动脉 A1 段动脉瘤（夹闭术后）

Case 1　Recurrent Right A1 ACA aneurysm after Clipping

手术方式：右侧大脑前动脉 A1- 颞浅动脉 - A2 嵌入桥接式血管架桥 + 动脉瘤切除术

Surgical modality: R A1 ACA-STA-R A2 ACA interpositional bypass + aneurysm resection

【简要病史】

患者，32 岁，男性，外院行大脑前动脉 A1 动脉瘤夹闭术，1 年半后复发；神经系统查体未见明显阳性体征；患者既往体健；偶尔吸烟、饮酒；否认家族相关疾病史。

【术前影像】

术前影像见图 6-1-1 ～图 6-1-4。

【手术要点】

（1）本病例为梭形动脉瘤开颅夹闭术后复发，再次手术夹闭或介入治疗均较为困难，因此旁路手术几乎是唯一选择。

（2）因梭形动脉瘤累及了患侧 A1 段全程，术前手术方案之一是取

STA 移植再造 A1，但术侧 STA 在第一次手术时已遭破坏，故术侧开颅前取对侧适当长度的 STA 备用。

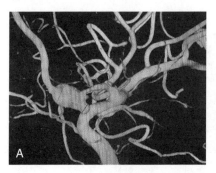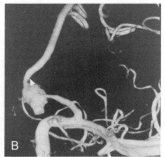

图 6-1-1　第一次术前 DSA 显示右侧大脑前 A1 段梭形动脉瘤（A、B）

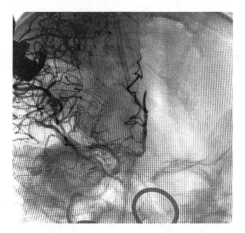

图 6-1-2　外院复合手术室术中 DSA 显示动脉瘤夹闭满意

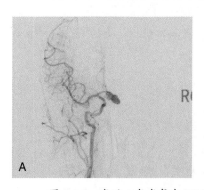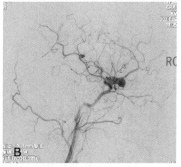

图 6-1-3　术后 1 年半复查 DSA 显示动脉瘤复发（A、B）

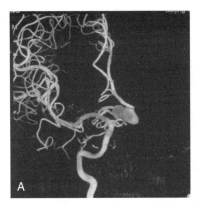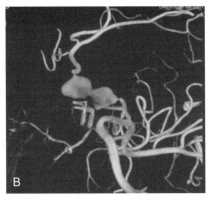

图 6-1-4　3D-DSA 显示复发动脉瘤较第一次术前明显增大（A、B）

（3）二次手术，局部粘连严重，原瘤夹阻碍分离，操作难度及手术风险增加。

（4）由于该动脉瘤位置深在，操作空间小，血管吻合困难，阻断时间长，对技术要求高，术后出现缺血性脑梗死的风险大，需要丰富的血管架桥经验和熟练的显微操作技能。

（5）手术也可选择两侧大脑前 A3 侧侧吻合＋动脉瘤孤立术，但手术创伤大，对健侧大脑前动脉有损伤，缺血的潜在风险增加，可作为备选方案。

【手术示意图】

手术示意图见图 6-1-5。

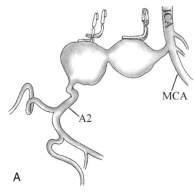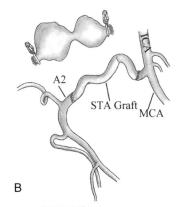

A2：大脑前动脉垂直段　　　　　　MCA：大脑中动脉
STA Graft：颞浅动脉移植血管　　　ICA：颈内动脉

图 6-1-5　手术示意图（A、B）

【术后影像】

术后影像见图 6-1-6、图 6-1-7。

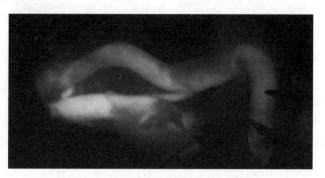

图 6-1-6　术中荧光造影显示桥血管通畅

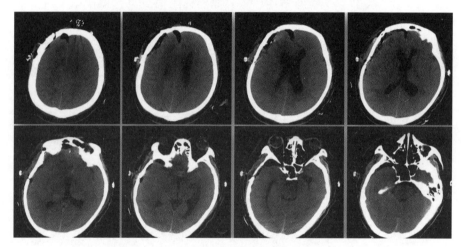

图 6-1-7　术后 CT 未见明显异常

【术后状态】

患者术后无新发神经功能障碍,神志清楚,四肢肌力Ⅴ级,肌张力正常,GOS 5 分。

病例二　左侧大脑中动脉梭形动脉瘤

Case 2　Left MCA Fusiform Aneurysm

手术方式： 左侧大脑中动脉 M2-STA-M2 嵌入桥接式血管架桥 + 大脑中动脉 M2-STA-STA 嵌入桥接式血管架桥 + 动脉瘤切除术

Surgical modality：L M2 MCA-STA-M2 MCA interposition bypass + L M2 MCA-STA-interposition STA interposition bypass + aneurysm resection

【简要病史】

患者，32 岁，女性，头痛不适 2 个月，影像学检查发现左侧大脑中动脉 M2 段梭形动脉瘤；神经系统查体未见明显阳性体征；患者既往体健；无吸烟、饮酒史；否认家族相关疾病史。

【术前影像】

术前影像见图 6-2-1、图 6-2-2。

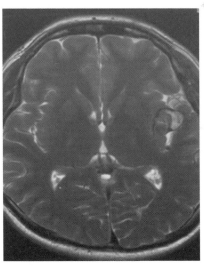

图 6-2-1　术前 MRI T_2 加权像显示左侧裂内混杂信号病变

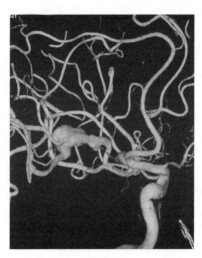

图 6-2-2　术前 DSA 显示动脉瘤为梭形，多支血管从瘤体发出

【手术要点】

（1）左侧翼点入路，分离侧裂，充分显露动脉瘤及近端，远端两分支。

（2）因术中见颞浅动脉额支较细，无法行 STA 双支架桥，遂取两段适合长度的 STA 作为移植血管架桥，分叉部再造。

【手术示意图】

手术示意图见图 6-2-3。

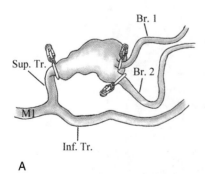

Br. 1：血管分支 1　　　　　　　　Br. 2：血管分支 2

Sup. Tr.：大脑中动脉上干　　　　Inf. Tr.：大脑中动脉下干

STA Graft：颞浅动脉移植血管　　M1：大脑中动脉蝶骨（水平）段

图 6-2-3　手术示意图（A、B）

【术后状态】

患者术后无新发神经功能障碍，神志清楚，四肢肌力Ⅴ级，肌张力正常，GOS 5 分。

病例三 左侧大脑中动脉 M2 远端梭形破裂动脉瘤

Case 3 Left MCA Ruptured Fusiform Aneurysm

手术方式：左侧大脑中动脉 M4 - 颞浅动脉 -M4 嵌入桥接式血管架桥 + 动脉瘤孤立术

Surgical modality：L M4 MCA-STA-M4 MCA interposition bypass + aneurysm trapping

【简要病史】

患者，56 岁，女性，突发剧烈头痛头晕伴呕吐 1 天入院，影像学检查发现左侧裂远端深部大脑中动脉 M2 梭形破裂动脉瘤；神经系统查体显示神志清楚，四肢肌力Ⅴ级，脑膜刺激征阳性，余未见明显阳性体征；患者既往体健；无吸烟、饮酒史；否认家族相关疾病史。

【术前影像】

术前影像见图 6-3-1、图 6-3-2。

【手术要点】

（1）本病例为梭形破裂动脉瘤，位于大脑中动脉瘤 M2 末端，因 M2 末端长度不足，M3 与手术视线平行，不适合作为架桥的部位，故选择 M4 段作为吻合点。

（2）该病例 STA 远端很细，不适合行颅外 - 颅内血管架桥，遂取 STA 主干适当长度行 M4-STA-M4 嵌入桥接式架桥。

（3）从某种意义上来说，嵌入桥接式架桥具有"万能性"，其他架桥方式不能实施的时候可考虑该架桥方式。

【手术示意图】

手术示意图见图 6-3-3。

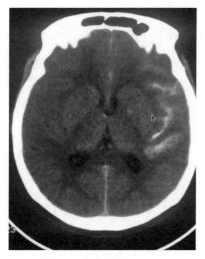

图 6-3-1　颅脑 CT 显示蛛网膜下腔出血

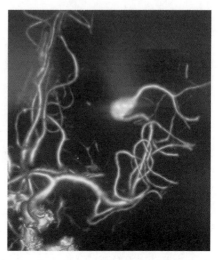

图 6-3-2　术前 CTA 显示左侧大脑中动脉 M2 远端梭形动脉瘤

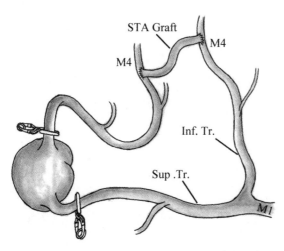

M1：大脑中动脉蝶骨（水平）段
M4：大脑中动脉终末段
Sup. Tr.：大脑中动脉上干
Inf. Tr.：大脑中动脉下干
STA Graft：颞浅动脉移植血管

图 6-3-3　手术示意图

【术后影像】

术后影像见图 6-3-4。

【术后状态】

患者术后无新发神经功能障碍，神志清楚，四肢肌力 V 级，肌张力正常，GOS 5 分。

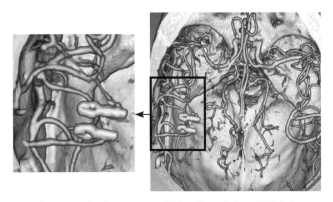

图 6-3-4　术后 CTA 显示移植血管及吻合口显影良好

第七章 复合式血管架桥

Chapter Seven　Combination Bypasses

病例一　右侧大脑中动脉梭形动脉瘤

Case 1　Right MCA Fusiform Aneurysm

手术方式：右侧颞浅动脉额支、顶支 – 大脑中动脉 M2 双支架桥 + 右侧大脑中动脉 M2 原位侧接式血管架桥 + 动脉瘤孤立术

Surgical modality：R STA-M2 MCA+M2 MCA double barrel bypasses + R M2 MCA-R M2 MCA In-Situ bypass+ aneurysm trapping

【简要病史】

患者，51 岁，男性，头痛不适 1 个月，影像学检查发现右侧大脑中动脉 M2 段梭形动脉瘤；神经系统查体未见明显阳性体征；患者既往体健；吸烟、饮酒史 30 年；否认家族相关疾病史。

【术前影像】

术前影像见图 7-1-1、图 7-1-2。

【手术要点】

（1）本病例术中探查显示动脉瘤远端有三个分支。

（2）将 STA 的顶支和额支分别吻合于第一支和第三支，第二支与第一支行原位侧侧吻合。

（3）动脉瘤远端所有血管重建后，将动脉瘤近端阻断，术中 SSEP 监测 30 min 无异常后结束手术。

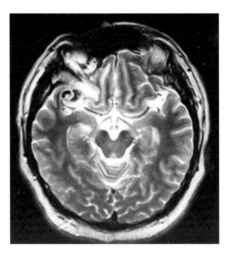

图 7-1-1　术前 MRI T$_2$ 加权像显示右侧裂内占位病变，内有血管流空影

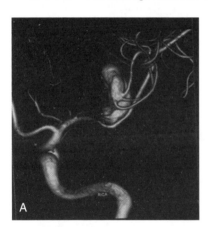
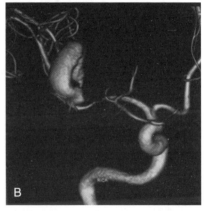

图 7-1-2　术前 DSA 显示右侧大脑中动脉 M2 段梭形动脉瘤，瘤体发出三个分支（A、B）

【手术示意图】

手术示意图见图 7-1-3。

【术后影像】

术后影像见图 7-1-4、图 7-1-5。

【术后状态】

患者术后无新发神经功能障碍，神志清楚，四肢肌力Ⅴ级，肌张力正常，GOS 5 分。

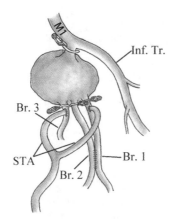

Br.1：血管分支1
Br.2：血管分支2
Br.3：血管分支3
Inf. Tr.：大脑中动脉下干
STA：颞浅动脉

图 7-1-3　手术示意图

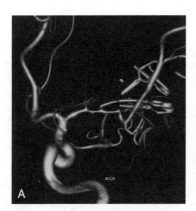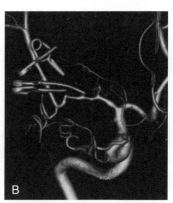

图 7-1-4　术后 DSA 显示动脉瘤消失，血管架桥通畅，远端分支血管显影良好（A、B）

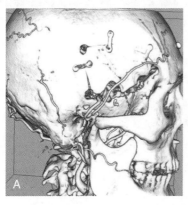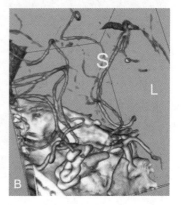

图 7-1-5　术后 CTA 显示吻合口通畅（A、B）

病例二　复发右侧大脑中动脉梭形动脉瘤（夹闭术后）

Case 2　Recurrent Right MCA Fusiform Aneurysm after Clipping

手术方式：右侧大脑中动脉 M4- 颞浅动脉 -M4 嵌入桥接式架桥 + 大脑中动脉 M2 下干 – 颞前支原位侧接式架桥 + 动脉瘤孤立术

Surgical modality：R M4 MCA-STA-M4 MCA interposition bypass + R M2 Inf. Tr.- ATA In-Situ bypass+ aneurysm trapping

【简要病史】

患者，59 岁，男性，右侧大脑中动脉动脉瘤夹闭术后 2 年复发；神经系统查体未见明显阳性体征；患者既往体健；吸烟史、饮酒史 30 年；否认家族相关疾病史。

【术前影像】

术前影像见图 7-2-1 ～图 7-2-4。

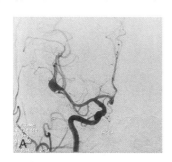
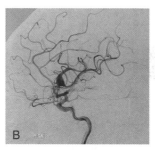

图 7-2-1　第一次术前 DSA 显示右侧大脑中动脉分叉部梭形动脉瘤（A、B）

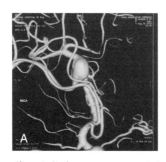
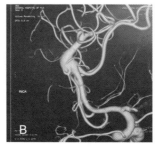

图 7-2-2　第一次术前 3D-DSA 显示右侧大脑中动脉分叉部梭形动脉瘤（A、B）

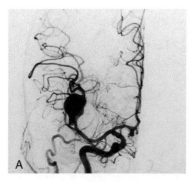
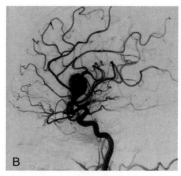

图 7-2-3 术后 2 年复查 DSA 显示动脉瘤复发，瘤体明显增大（A、B）

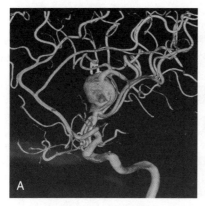
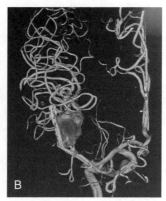

图 7-2-4 术前 3D-DSA 显示复发动脉瘤形态（A、B）

【手术要点】

（1）本病例为大脑中梭形动脉瘤开颅夹闭术后复发，再夹闭或介入治疗均不适宜，旁路手术是最佳方式。

（2）小心分离粘连严重的侧裂，将第一次手术中所用动脉瘤夹去除，以便于进一步探查动脉瘤及分支。

（3）因第一次手术时 STA 受损，无法行 STA-MCA- 颅内外血管架桥，故术中只能取较短长度的 STA 作为移植血管行嵌入桥接式血管架桥。

（4）其中一个分支发出较早，与颞前支邻近且平行排列，遂行原位侧接式架桥；另一分支余动脉瘤体末端发出后即转为 M3 段，沿 M3 追踪至 M4，取适当长度 STA 作为移植血管架桥于皮质一支正常动血管上，行 M4-STA-M4 架桥。

【手术示意图】

手术示意图见图 7-2-5。

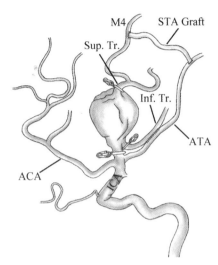

ACA：大脑前动脉

ATA：大脑中动脉颞前支

STA Graft：颞浅动脉移植血管

Sup. Tr.：大脑中动脉上干

Inf. Tr.：大脑中动脉下干

M4：大脑中动脉终末段

图 7-2-5　手术示意图

【术后影像】

术后影像见图 7-2-6。

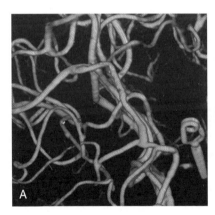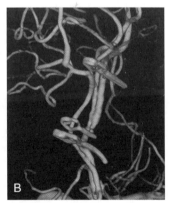

图 7-2-6　术后 3D-DSA 显示原位侧接式及桥接式血管架桥均通畅（A、B）

【术后状态】

患者术后无新发神经功能障碍，神志清楚，四肢肌力Ⅴ级，肌张力正常，GOS 5 分。

病例三 复发左侧大脑中动脉多囊性动脉瘤（栓塞术后）

Case 3 Recurrent Left MCA Multi-Lobular Aneurysm after Coiling

手术方式：左侧大脑中动脉 M2-M2 原位侧接式架桥 + M2-M2 端侧转接式架桥 + 动脉瘤切除术

Surgical modality: L M2 MCA-L M2 MCA In-Situ bypass + left M2 MCA-L M2 MCA reimplantation bypass + aneurysm resection

【简要病史】

患者，11 岁，男性，左侧大脑中动脉瘤栓塞术后 5 个月复发；神经系统查体无明显阳性体征；患儿既往体健；无相关疾病家族史。

【术前影像】

术前影像见图 7-3-1 ～ 图 7-3-4。

【手术要点】

（1）本病例大脑中动脉 M2 分叉部梭形伴多囊性动脉瘤似一串葡萄。血管内治疗不是最优选择，易于复发，给患者造成经济负担。

（2）术中需彻底分离侧裂，充分显露动脉瘤，各分支，包括重要的穿支动脉。

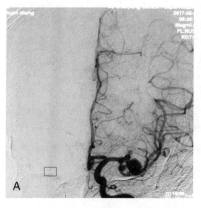 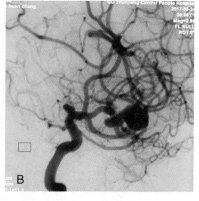

图 7-3-1 栓塞术前 DSA 显示左侧大脑中动脉不规则形态动脉瘤（A、B）

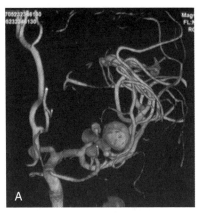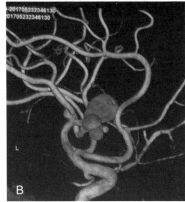

图 7-3-2　栓塞术前 3D-DSA 显示动脉瘤多囊性，瘤体上发出两分支（A、B）

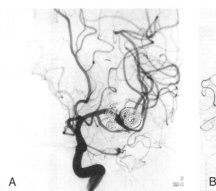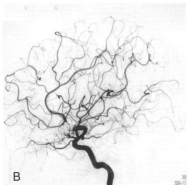

图 7-3-3　栓塞术中 DSA 显示动脉瘤栓塞尚满意（A、B）

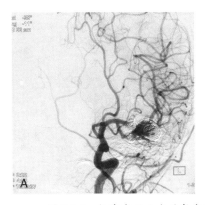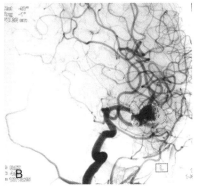

图 7-3-4　栓塞术后 5 个月复查 DSA 显示动脉瘤复发（A、B）

（3）本病例充分利用了 M2 下干的两个分支，分别与动脉瘤远端的两分支进行原位侧接式和端侧转接式架桥。

（4）手术预案要备好 STA-MCA 架桥。

【手术示意图】

手术示意图见图 7-3-5。

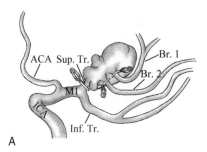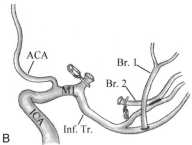

ACA：大脑前动脉　　　　　　　　ICA：颈内动脉
Sup. Tr.：大脑中动脉上干　　　　　Inf. Tr.：大脑中动脉下干
Br.1：血管分支 1　　　　　　　　 Br.2：血管分支 2
M1：大脑中动脉蝶骨（水平）段

图 7-3-5　手术示意图（A、B）

【术后影像】

术后影像见图 7-3-6、图 7-3-7。

【术后状态】

患者术后无新发神经功能障碍，神志清楚，四肢肌力 V 级，肌张力正常，GOS 5 分。

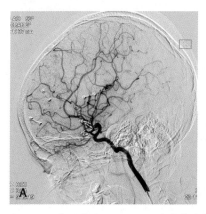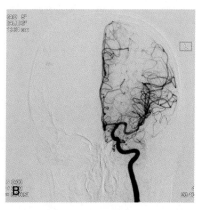

图 7-3-6　术后复查 DSA 显示动脉瘤消失，大脑中动脉远端显影良好（A、B）

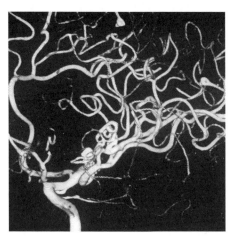

图 7-3-7　术后复查 3D-DSA 显示吻合口通畅

参考文献

［1］ YASARGIL M G, KRAYENBUHL H A, JACOBSON J H. Microneurosurgical arterial reconstruction［J］. Surgery, 1970, 67(1): 221-233.

［2］ EC/IC BYPASS STUDY GROUP. Failure of extracranial-intracranial arterial bypass to reduce the risk of ischemic stroke. Results of an international randomized trial［J/OL］. The New England Journal of Medicine, 1985, 313(19): 1191-1200. DOI:10.1056/NEJM198511073131904.

［3］ The International Cooperative Study of Extracranial/Intracranial Arterial Anastomosis (EC/IC Bypass Study): methodology and entry characteristics. The EC/IC Bypass Study group［J/OL］. Stroke, 1985, 16(3): 397-406. DOI:10.1161/01.str.16.3.397.

［4］ HANEL R A, SPETZLER R F. Surgical treatment of complex intracranial aneurysms ［J/OL］. Neurosurgery, 2008, 62(6 Suppl 3): 1289-1297; discussion 1297-1299. DOI:10.1227/01.neu.0000333794.13844.d9.

［5］ SUNDT T M, PIEPGRAS D G, FODE N C, 等. Giant intracranial aneurysms［J］. Clinical Neurosurgery, 1991, 37: 116-154.

［6］ POWERS W J, CLARKE W R, GRUBB R L, 等. Extracranial-intracranial bypass surgery for stroke prevention in hemodynamic cerebral ischemia: the Carotid Occlusion Surgery Study randomized trial［J/OL］. JAMA, 2011, 306(18): 1983-1992. DOI:10.1001/jama.2011.1610.

［7］ LAWTON M T. Seven bypasses: tenets and techniques for revascularization［M］. New York: Georg Thieme Verlag, 2018.

［8］ RAPER D M S, RUTLEDGE W C, WINKLER E A, 等. Controversies and Advances in Adult Intracranial Bypass Surgery in 2020［J/OL］. Operative Neurosurgery (Hagerstown, Md.), 2020, 20(1): 1-7. DOI:10.1093/ons/opaa276.

［9］ AMENTA P S, NERVA J D, DUMONT A S. Contemporary treatment of ruptured intracranial aneurysms: perspectives from the Barrow Ruptured Aneurysm Trial［J］. Journal of Neurosurgery, 2019, 132(3): 765-767.

缩略词表

中文	英文	简写
MATA 试验		MATA Test
大脑后动脉	posterior cerebral artery	PCA
大脑后动脉交通后（环池）段	postcommunicating segment of PCA	P2
大脑后动脉交通前段	precommunicating segment of PCA	P1
大脑前动脉	anterior cerebral artery	ACA
大脑前动脉垂直段	vertical segment of ACA	A2
大脑前动脉膝段	precallosal segment of ACA	A3
大脑中动脉	middle cerebral artery	MCA
大脑中动脉岛盖段	opercular segment of MCA	M3
大脑中动脉蝶骨（水平）段	sphenoidal segment of MCA	M1
大脑中动脉脑岛段	insular segment of MCA	M2
大脑中动脉颞前支	anterior temporal artery	ATA
大脑中动脉上干	superior trunk of MCA	Sup. Tr.
大脑中动脉下干	inferior trunk of MCA	Inf. Tr.
大脑中动脉中干	middle trunk of MCA	Med. Tr.
大脑中动脉终末段	cortical segment of MCA	M4
大隐静脉移植血管	saphenous vein graft	SVG
豆纹动脉	lenticulostriate artery	LSA
颌内动脉	internal maxillary artery	IMA
基底动脉	basilar artery	BA

中文	英文	简写
颈内动脉	internal carotid artery	ICA
颈外动脉	external carotid artery	ECA
颞浅动脉	superficial temporal artery	STA
胼缘动脉	callosomarginal artery	CmaA
胼周动脉	pericallosal artery	PcaA
桡动脉移植血管	radial artery graft	RAG
小脑后下动脉	posterior inferior cerebellar artery	PICA
小脑后下动脉扁桃体延髓段	tonsillomedullary segment of PICA	p3
小脑后下动脉延髓前段	anterior medullary segment of PICA	p1
小脑上动脉	superior cerebellar artery	SCA
血管分支	branch	Br.
眼动脉	ophthalmic artery	OphA
右侧椎动脉	Right vertebral artery	RVA
椎动脉	vertebral artery	VA
左侧颈内动脉	Left internal carotid artery	LICA